Dr. med. Richard Harslem
MEDIZIN die JEDEN angeht

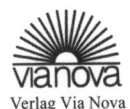

vianova
Verlag Via Nova

Dr. med. Richard Harslem

MEDIZIN
die JEDEN angeht

Schulmedizin und alternative
Heilverfahren als Partner

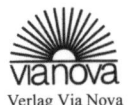

vianova
Verlag Via Nova

Ein Wort an den Leser:

Die in diesem Buch enthaltenen Informationen dienen allgemeinen Informationszwecken und stellen keinen Ersatz für den Rat eines Arztes dar. Dem Leser wird empfohlen, stets einen Arzt zu konsultieren, ehe er die in diesem Buch vorgestellten Anregungen anwendet. Jede Anwendung der auf den folgenden Seiten dargestellten Informationen erfolgt im Ermessen und in der alleinigen Verantwortung des Lesers. Weder der Autor noch der Verlag haften für etwaige Verluste, Verletzungen oder Schäden, die vermeintlich aus der Anwendung der in diesem Buch enthaltenen Informationen entstanden sind.

1. Auflage 2011

Verlag Via Nova, Alte Landstr. 12, 36100 Petersberg

Telefon: (06 61) 6 29 73

Fax: (06 61) 96 79 560

E-Mail: info@verlag-vianova.de

Internet: www.verlag-vianova.de / www.transpersonale.de

Umschlaggestaltung: Guter Punkt, München

Satz: Sebastian Carl

Druck und Verarbeitung: Appel und Klinger, 96277 Schneckenlohe

ISBN 978-3-86616-204-4

Inhaltsverzeichnis

Zur Einstimmung

*Die medizinische Wissenschaft hat in den letzten Jahrzehnten
so ungeheure Fortschritte gemacht,
dass es praktisch keinen gesunden Menschen mehr gibt.*

Aldous Huxley
britischer Schriftsteller
(1894-1963)

Wir haben ein immer größeres Arsenal an medizinischen Möglichkeiten zur
Verfügung, daneben aber auch viel Altbewährtes bis hin zu Hausmitteln. Viele
Menschen haben natürlicherweise dabei den Überblick verloren, sehen den Wald
vor Bäumen nicht mehr.

Noch schlimmer ist, dass die zahlreichen Segnungen der Medizin, insbesondere
die Unzahl an Diagnosemethoden, uns immer kränker und kränker machen.
Neue Krankheiten werden erfunden, wie Osteoporose (als ob es nicht normal
wäre, dass ältere Menschen schwächere Knochen haben dürfen). Aber auch
jeder Arztbesuch ist nur dann ein erfolgreicher Arztbesuch, wenn am Ende eine
Diagnose steht, eine neue Diagnose, evtl. eine neue Krankheit. Damit werden
Sie nach jedem Arztbesuch kränker statt gesünder. Krankheit wird zu einem
Lebensinhalt. Wo bleiben da Vitalität und Lebensfreude? Macht uns unsere
moderne Medizin krank?

Hier ist eine neue Medizin notwendig, **eine Medizin, die jeden angeht.** Alle
Verfahren können eingesetzt werden, schulmedizinische wie alternative, alle
jedoch mit entsprechendem Verstand und Feingefühl, alle nur dann, wenn sie
tatsächlich von Nutzen sind, alle nur dann, wenn sie hilfreich sind auf dem Weg
zu möglichst guter Vitalität, Lebensfreude.

Wie wir aus diesem Arsenal aller Möglichkeiten für uns individuell das Richtige finden und dies mit Augenmaß nutzen, will dieses Buch aufzeigen.

Sie können schon jetzt gespannt sein, wie Sie hier bewusst Neues erfahren werden, was Sie andererseits eigentlich schon lange kennen. Z. B., warum auch gute Wünsche und Mitgefühl heilen helfen können, warum uns Licht und Farben so gut tun.

Für die meisten von uns ist es auch wichtig, dies alles mit der sogenannten objektiven Wissenschaftlichkeit belegt zu sehen. Auch dies leistet das Buch, für jeden leicht verständlich.

1. KAPITEL

Was Sie erwartet

Wenn Sie das Buch gelesen haben, werden Sie folgendes gute Gefühl haben: Ich kann alle nur erdenklichen Medizinmethoden für mein Gesundwerden, für meine Heilung, aber auch für mein Gesundbleiben einsetzen. Es kommt darauf an, dass ich mich für eine Methode wirklich entscheide. Die Hauptarbeit für mein Gesundwerden leisten dabei meine eigenen Gedanken und Einstellungen.

Damit können Sie frei auswählen, ob Sie schulmedizinischen Verfahren oder ob Sie alternativ-medizinischen Verfahren den Vorzug geben. Auch haben Sie zukünftig dann die Freiheit, aus diesen Verfahren einfach die auszuwählen, die Sie mögen, mit denen Sie gute Erfahrungen schon gemacht haben, mit denen Sie ein gutes Gefühl haben. Sie werden damit unabhängig von Vorschriften und Drohungen sogenannter „Experten".

Wie kommen Sie im Laufe des Buches dorthin?

Sie erfahren in einfachen Alltagsbeispielen und auch in einige kleine Übungen verpackt, was die wissenschaftlichen Grundlagen der Physik für die große Macht unserer Gedanken sind. Sie lesen Spannendes aus der Placeboforschung, die uns den wichtigsten Grundstein für das Thema „Macht der Gedanken" schafft. Sie lernen dabei auch die moderne Weltsicht der Physik kennen. Dort ist die Welt nicht menschenzentriert, sondern, wie Einstein schon sagte: „Alles ist Energie" – und diese Energien kommunizieren alle miteinander. Dies ist ein schönes Weltbild, ein friedliches Weltbild. Es ist auch ein Weltbild, in dem es nicht um Wahrheiten geht, sondern darum, was wirkt. Das, was wirkt, ist letztendlich auch für das Gesundwerden und Gesundbleiben ausschlaggebend. So werden Sie am Ende des Buches in der Lage sein, aus einem riesigen Schatz an Heilmethoden intuitiv die auszuwählen, die für Sie am wirksamsten sind.

Natürlich werden wir uns zu Beginn auch kurz die Probleme und Schwierigkeiten unseres aktuellen Medizinsystems mit Drei – Minuten – Medizin, Apparatemedizin ect. vergegenwärtigen. Daraus wächst dann zusätzliche Motivation, Veränderungen herbeizuführen.

Sie werden auch sehen, dass Sie quasi der Gärtner für diese weltweiten neuen Veränderungen sind. Sie können diese Veränderungsideen nämlich weitergeben: Sie können sie weitergeben durch eine veränderte und bessere Kommunikation mit Ihren Kindern und Familienmitgliedern. Sie können sie weitergeben an Ihrem Arbeitsplatz, an Ihre Vorgesetzten oder Ihre Mitarbeiter. Sie können sie weitergeben an Ihre Ärzte, insbesondere an angehende Ärzte. Sie werden sich damit von einem Patienten (= Duldender, Leidender) hin zu einem Klienten (= hilfesuchender Gesprächspartner auf gleicher Augenhöhe) entwickeln. Sie werden die Informationen auch weitergeben in politische Kreise. Von dort dürfen Sie allerdings keine Veränderungen erwarten, da die Macht der Pharmakonzerne und der Machterhaltungsdrang der Politiker keinen Spielraum für wirkliche Veränderungen geben.

Am Ende des Buches werden Sie richtig Lust haben, die dort beschriebenen Zukunftsvisionen umzusetzen, da sie Ihnen die Freiheit geben, auch im gesundheitlichen Bereich das zu tun, was Sie für sich gut finden. Sie werden die Zukunftsvisionen unterstützen, da sie Sie als individuellen Menschen ernst nehmen mit all Ihren Sorgen und Nöten und nicht nur einzelne Messwerte oder Symptome mit Medikamenten oder Apparaten behandelt werden. Sie werden auch deswegen ein Förderer sein, weil Sie plötzlich intuitiv die Dinge erkennen, die wirklich wirken, und Sie bei der Auswahl dieser wirk-samen Methoden Ihre volle menschliche Freiheit einsetzen können. So werden Sie diese Zukunftsvisionen in die Kindergärten und Schulen tragen, Sie werden Sie in Ihre Familien zu Ihren Kindern, Ihren Enkeln und Urenkeln tragen, Sie werden Sie in die Betriebe und damit ganz automatisch ins öffentliche Bewusstsein und auch hin zum einen oder anderen Politiker tragen.

Das Buch ist so gestaltet, dass Sie einzelne Kapitel, aber auch alles zusammenhängend lesen können. Am Ende jedes Kapitels gibt es für eilige Leser auch kurze Zusammenfassungen.

Wichtig erscheint mir auch, dass Sie über den Autor einiges wissen. Er ist nämlich seit 25 Jahren Insider in unserem gegenwärtigen schulmedizinischen System. Er hat sich seit 25 Jahren auch mit alternativen Methoden beschäftigt. Außerdem beschäftigt er sich mit Grundlagenforschung wie Quantenphysik, moderne Hirnforschung ect.

Deswegen geht es jetzt gleich weiter mit Informationen zum Autor.

Zuletzt noch ein paar kurze Sätze, was Sie in diesem Buch nicht erwartet:

Es wird Ihnen keine neue Heilmethode vorgestellt. Es wird nicht für irgendeine Medizinrichtung geworben. Wenn dennoch in den hinteren Kapiteln einige Methoden, wie zum Beispiel Farblichttherapie, Entspannungstechniken, Magnetfeldtherapie oder Ähnliches, angesprochen sind, so dienen diese Methoden lediglich als Beispiele, an denen sehr schön aufgezeigt werden kann, dass Medizin mehr auf energetischem Niveau und weniger auf der materiellen Ebene wirksam ist.

2. KAPITEL

Zu meiner Person

Gleich vorweg:
Ich bin seit ca. 30 Jahren schulmedizinisch, sozusagen wissenschaftlich ausgebildet unterwegs; zunächst an der Universität als Student, dann in einem universitären Lehrkrankenhaus mit 1500 Betten als Assistenzarzt und in vielen Fort- und Weiterbildungen, Kursen und Seminaren als niedergelassener Hausarzt.

Aber bei alledem hatte ich einfach auch Glück: Ich habe mir Weitsicht und Neugierde bewahrt. Schon als Kind habe ich lieber meinen Husten mit selbst gesammeltem Huflattich-Tee als mit dem bitteren, manchmal auch viel zu süßen Hustensaft des Arztes geheilt. Dank meines Großvaters und meiner Eltern habe ich die Liebe zu den Bergen bis in den letzten Winkel meines Körpers aufgesogen. Die Berge – ein riesiger Tummelplatz, wo es dauernd Neues zu entdecken gibt, auch Überraschungen, Unerwartetes, immer Spannendes. Nie war ich mit geführten Gruppen unterwegs; dies hätte mich wahrscheinlich zu sehr an die gnadenlose Führung meines Chefarztes erinnert. Immer suchte ich mir selbst meinen Weg, meine Route. Manchmal war dieser Weg auch rebellisch gegen Ratschläge anderer, gegen den Wetterbericht. Und immer kam ich mit tollen Erlebnissen und Erfahrungen zurück. Dabei war vielleicht das Wichtigste: Ich verlor nie den Kontakt zu meinen Gefühlen. Ich glaube, besonders unter extremen Bedingungen in den Bergen lassen sich Gefühle am besten erleben: Hunger, Durst, Angst, Glück, Kälte, Wärme, Freude…
So fühlte ich auch während des Studiums und der Assistenzarztzeit: Es gibt viel mehr! Warum sich eigentlich so begrenzen? Warum beschäftigen wir uns immer nur mit Messwerten und Laborwerten? Es gibt doch diese eben genannten Gefühle wie Freude, Angst, Sorge! Und diese Gefühle sind für mein Wohl- und Gesundfühlen doch viel wichtiger als Labor- oder Messwerte! Ich beschäftigte mich also intensiv – und während meiner Ausbildungszeit im Krankenhaus gezwunge-

nermaßen heimlich – mit alternativen Therapieverfahren. Mit Therapieverfahren, die das eigene Fühlen und Spüren mit einbeziehen und bewusstmachen, wie z.B. Kinesiologie, Heilfasten, Mentaltechniken bis hin zur Hypnose u.v.m..

Da passte sich ein weiterer, enorm wichtiger Mosaikstein in meine Biographie ein, meine Frau Gaby! Danke, Universum, für diesen Mosaikstein! Während meiner bisherigen Studien zahlreicher sogenannter Alternativverfahren habe ich diese immer noch zu 80-90% mit meinem wissenschaftlich denkenden linken Hirn erlernt. Hier erweiterte Gaby meinen Horizont enorm: Erfühlen wurde wichtiger als Wissen. Spüren wichtiger als pures Denken. Mensch sein, gesund sein, Wohlfühlen haben nicht nur mit Wissen und Wahrheit zu tun, sondern viel mehr mit Fühlen, Spüren, zwischenmenschlichen Schwingungen. Zwischenmenschliche Schwingungen auch zwischen Arzt und Patient, eine ganz neue Erfahrung! Ich lernte den Unterschied von Wirk-lichkeiten (was Wirkung auf uns hat) und Wahr-heiten (worüber man allenfalls streiten kann) kennen.

Wirklichkeit und Wahrheit

Wirklichkeit ist das, was wirkt, was eine bestimmte Wirkung erzielt. Dies ist völlig unabhängig von gesellschaftlichen Normen, von Normalwerten, von religiösen Anschauungen. Es geht immer nur darum, was beim jeweiligen Individuum einen Effekt, eine Wirkung be-wirkt.

Wahrheit hat einen gewissen Absolutheitsanspruch. Das Christentum hat andere Wahrheiten als der Hinduismus. Die Kirche im Mittelalter hatte andere Wahrheiten als die Naturwissenschaftler der Neuzeit (Beziehung und Bewegung der Gestirne zueinander, Evolution, Schöpfungsgeschichte vs. Urknall usw.). Wahrheit hängt vom Stand der jeweiligen Wissenschaft ab oder vom jeweiligen Glauben. Wegen Streitigkeiten um Wahrheiten wurden Menschen auf dem Scheiterhaufen verbrannt und unzählige Kriege geführt.

Medizinische Wahrheiten: Vieles, was ich vor ca.25 Jahren im medizinischen Staatsexamen als richtig, als Wahrheit ankreuzen musste, ist heute völlig falsch, würde mich heutzutage im Staatsexamen durchfallen lassen!

> **Die Wahrheit in der Medizin von heute ist der Irrtum von morgen!**

Im Weiteren fiel mir jetzt plötzlich vieles zu. Mein Medizinerleben war so spannend wie die tollsten Berge, z.B. die Physik: Als Schüler mochte ich sie nicht; jetzt wurde sie irre spannend, denn die Physik erklärt heute am besten, wie unsere Welt funktioniert, wie Gesundheit und wir Menschen und unser Geist und unsere Seele funktionieren. Und da lernte ich interessante Menschen kennen: Autoren, Filmemacher, Nobelpreisträger, alternative Nobelpreisträger, Geistliche.... Ich verschlang meterweise deren Bücher, 50 – 100 jedes Jahr neben meiner 80-Stunden-Praxiswoche. Nicht nur die tollen Bücher, ich traf auch die Autoren, die wirklich Wissen-Schaffenden. Es wird später noch von den „wirklichen Wissenschaften", die neues Wissen schaffen mit all deren Auswirkungen, und den anderen „so genannten Wissenschaften" zu reden sein. Die letzteren, diese so genannten Wissenschaften, sind die, die unser Medizinsystem, v.a. die Pharmaindustrie, vor ihren „wissenschaftlich" ausgerichteten Karren spannen. Diese, im Speziellen die von der Industrie bezahlten Wissenschaftler, predigen gegen Geld so intensiv und erfolgreich, dass wir inzwischen zu einer lukrativen „dauer-chronisch-kranken mindestens 3-20 Diagnosen pro Individuum besitzenden Gesellschaft" geworden sind. Ja, ja, Geld regiert die Welt! Und Sie bekommen ja auch etwas dafür: Sie bekommen neue Diagnosen und bekommen neue Medikamente und bekommen vielleicht Verbote, die Ihre Lebensqualität erheblich schmälern.

Ich traf und treffe also Placeboforscher, Quantenphysiker, Literaten, Philosophen, Heilerinnen, wie durch ein Wunder Geheilte, alternative Nobelpreisträger... alles Menschen, die mich beflügeln!

So darf ich Sie nun, liebe Leser, auf eine spannende Reise, auf ein spannendes Bergabenteuer in die Welt einer **Medizin, die jeden angeht**, einladen. Sie bestimmen dabei, alleine Sie! Denn Sie sind der Chef in Ihrem Haus!
So entscheiden Sie, welchen Weg Sie gehen wollen. Sie entscheiden, welche Teile der Wege, die in diesem Buch aufgezeigt sind, Sie gehen wollen.

Ich, das Buch, Ihr Therapeut … wir können dabei Ihr Begleiter sein. Als solcher zeigen wir Ihnen die möglichen Wege zum Gipfel, zu Ihrem Ziel auf. Das kann die breite, ungefährliche, sehr lange und auch langweilige Forststraße sein. Sie könnten aber auch den Steig durch den Wald wählen, über Felsen und rutschige Wurzeln, manchmal matschig. Aber da! Ein Bergsalamander im feuchten Moos, versteckt im Schatten eine Frauenschuhorchidee und ein paar zartgelbe Blüten des fleischfressenden Fettkrauts. Ein mühsamer Weg, aber spannend, interessant, toll! Einige werden mit Seil und Haken den Überhang in der steilen Felswand auf Ihrem Weg zum Gipfel wählen. Schwer, auch gefährlich, anstrengend und … ein supertolles Gefühl, schließlich am Gipfel zu stehen.

Ihr Begleiter kann Ihnen die verschiedenen Wege zeigen, er kann Sie fachmännisch begleiten und die besten Techniken zeigen.
Doch er ist nicht Ihr Tragesel und er kann Sie nicht am Seil hinaufziehen. Gehen müssen Sie immer und überall im Leben selber, auch in Ihrem Gesundheitsleben.

Los geht´s! Viel Vergnügen und viel persönlichen Gewinn!

Der Autor – Zusammenfassung

Ich kenne seit 30 Jahren als Assistenzarzt und niedergelassener Hausarzt den schulmedizinischen und alternativmedizinischen Medizinbetrieb. Seit ca. 50 Jahren habe ich am eigenen Leib Erfahrungen mit naturheilkundlichen Methoden. Ich bin unabhängig und offen nach allen Seiten. Ich vertrete in diesem Buch keine spezielle Therapierichtung. Ich möchte Ihnen mit diesem Buch eine nachhaltige Idee für mögliche neue Wege, für eine **Medizin, die jeden angeht,** aufzeigen.

3. KAPITEL

Ein Ausblick am Anfang

Gesundheit ist wirklich unser wichtigstes Gut!
Gesundheit ist zwar nur einer unserer Lebensbereiche. Gleichzeitig spielt Gesundheit aber in alle Lebensbereiche hinein. Das meint auch die Redewendung „Ohne Gesundheit ist alles nichts". Die folgende Skizze zeigt Ihnen beispielhaft verschiedene Lebensbereiche.

Lebensbereiche

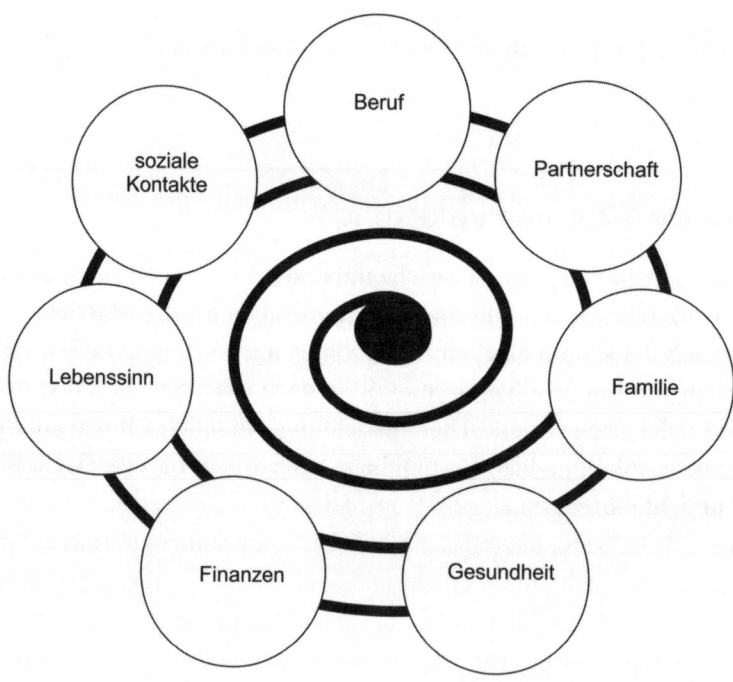

Überlegen Sie sich an persönlichen Beispielen, wie sich bei Ihnen schon einmal Krankheiten auf andere Lebensbereiche ausgewirkt haben.

Das kann zum Beispiel so aussehen:
Ist jemand in der Familie krank, leiden gleich alle anderen in dieser sozialen Lebensgemeinschaft mit. Bin ich selbst zu häufig krank, verliere ich vielleicht meinen Job. Krankheit hindert mich am Kreativsein, an der Arbeit, meine Finanzen leiden unter Umständen darunter. Partnerschaft und Krankheit, soziale Kontakte und Krankheit, überall, wirklich überall hat Krankheit ihre Auswirkungen.

Und dabei hat uns unser gesellschaftliches Umfeld zu regelrechten Künstlern in der Beschäftigung mit Krankheiten gemacht. Wir beschäftigen uns allzu gerne intensiv mit diesem doch so störenden Agens, der Krankheit. Wir lesen die Beipackzettel, die uns hundert neue Krankheitsgefahren aufzeigen. Wir reden gerne über Krankheiten. Ärzte beschäftigen sich heutzutage fast nur mit Krankheiten, sie leben davon. Am Ende des Buches wird darüber noch nachzudenken sein, ob Ärzte sich nicht vielmehr mit Gesundheiten beschäftigen sollten.

Arzt – Doktor

Arzt: Ärzte stellen Diagnosen, verordnen Medikamente und Therapien, sprechen Verhaltensverbote aus. **Ärzte sind Krankheitsspezialisten.**

Doktor: Der Begriff kommt vom lateinischen docere = lehren. Ein Doktor kann im Idealfall also ein Lehrer sein, jemand, der mich lehrt, wie ich mit Beschwerden, Ängsten, Sorgen, Symptomen am besten umgehe. **Doktores können also Gesundheitslehrer sein.**

Vielleicht gehen Sie zukünftig vorsichtshalber nicht mehr zu Ärzten, zu Krankheitsspezialisten, da Sie Gefahr laufen, dort noch kränker zu werden.
Gehen Sie lieber zu Doktores, zu Gesundheitslehrern, die Ihnen helfen, positive Wirkungen zu erzielen. Gehen Sie zumindest mit dieser mentalen Einstellung dorthin. Das ich wichtig, wie Sie im weiteren Verlauf des Buches noch sehen werden!

Wir verbringen viel Zeit unseres wertvollen Lebens in Wartezimmern, bei Hausärzten, bei Fachärzten. Gerade wir Deutsche sind weltweit die Weltmeister im Aufsuchen von Ärzten. Aktuelle Erhebungen zeigen, dass Deutsche im Durchschnitt 18x pro Jahr den Arzt aufsuchen, Finnen nur 3x pro Jahr!

Letztendlich müssen wir uns also mehr mit dem beschäftigen, was wir wirklich haben wollen, der Gesundheit! Hier sind neue Vorgehensweisen gefragt. Hier können wir das Wissen der Hirnforschung über das Lernen und das Wissen der Quantenphysik (dazu später mehr, wenn Sie Lust dazu haben) didaktisch neu aufarbeiten.

Deswegen müssen dieses Buch auch lesen:
• Lehrer, Eltern, Großeltern, alle, die Kinder erziehen,
• Erzieherinnen
• Arbeitgeber
• die wirk-lichen Politiker
• junge, in der Ausbildung befindliche Ärzte

Wir brauchen neue Fächer in der Schule, Fächer für unsere Kinder als Menschen! Denn unser derzeitiges Schulsystem samt Lehrplan degradiert und reduziert unsere Kinder zu Lernmaschinen.
Schulfächer, die Gefühle, Herz und Seele anstatt nur den lernenden Verstand ansprechen, sind von Nutzen; Fächer wie „Gesundheit" „Wohlfühlen" „Vitalität", „Glück".

Und dasselbe brauchen wir in allen Betrieben!

Deswegen müssen dieses Buch auch lesen:
• Arbeitgeber,
• Abteilungsleiter,
• Betriebsräte,
• Gewerkschafter,
• wirk-liche Politiker
• Juristen (siehe Seite 36 unter Problem „Rechtsprechung in der Medizin")

Pfarrer Kneipp, der das Glück hatte, seinen Erfahrungen, Gefühlen und Intuitionen zu vertrauen und kein Arzt zu sein, formulierte:

„Wer nicht ein wenig Zeit und Geld für seine Gesundheit aufwendet,
muss später sehr viel Zeit und Geld für seine Krankheit verwenden."

Ein Ausblick am Anfang – Zusammenfassung

Gesundheit ist unser wichtigstes Gut und beeinflusst all unsere verschiedenen Lebensbereiche wie Familie, Beruf, Partnerschaft, soziale Kontakte und Finanzen. Es gibt einen Unterschied zwischen Ärzten als **Krankheitsspezialisten** und Doktores als **Gesundheitslehrer.** Wir Deutsche sind Weltmeister im Kranksein (18 Arztbesuche pro Jahr im Gegensatz zu den Finnen mit nur drei Arztbesuchen pro Jahr). Deswegen ist es sinnvoll, uns mehr auf Gesundheit hin auszurichten.

Hierzu brauchen wir die Mitarbeit der Erziehenden wie Erzieherinnen und Erzieher, Lehrerinnen und Lehrer mit neuen Schulfächern wie „Gesundheit", „Vitalität" und „Glück". Wir müssen Gesundheit in unserem Arbeitsleben mit Hilfe von Arbeitgebern, Abteilungsleitern, Betriebsräten, Gewerkschaftern etablieren. Unsere Kommunikation im Alltag muss sich weg von Krankheit hin zu Gesundheit richten, wodurch insbesondere unsere Kinder profitieren können. Deswegen ist dieses Buch auch wichtig für Eltern, Großeltern und alle, die an der Erziehung beteiligt sind. Nicht zuletzt müssen bei der Hinwendung zu einer neuen Form von Medizin, **einer Medizin, die jeden angeht,** Politiker und Juristen eine tatkräftige Rolle spielen.

4. KAPITEL

Ein Zwischenwort zur Benutzung des Buches

Wenn Sie es bis hierher geschafft haben, haben Sie wohl schon ein gewisses Gefühl, wo die Reise hingeht.

Ich weiß nicht, was für ein Typ von Leser Sie sind. Lesen Sie Bücher von Anfang bis Schluss? Lesen Sie nur die Kapitel, deren Überschriften Ihnen interessant erscheinen? Das Buch ist jedenfalls so gestrickt, dass Sie durchaus einzelne Kapitel weglassen, überspringen oder zu einem späteren Zeitpunkt lesen können. Sie werden die einzelnen Kapitel auch ohne großen Informationsverlust verstehen können! Ggf. sind entsprechende Querverweise zum besseren Verständnis eingefügt. Am Ende wichtiger Kapitel finden Sie stets eine Zusammenfassung!

Wir westliche Menschen sind so gestrickt, dass wir Futter für unsere intuitive, fühlende, rechte Hirnhälfte nur wirklich vertragen und akzeptieren können, wenn es, quasi als Beilage, gleichzeitig auch etwas für die linke, rationale Gehirnhälfte gibt. Deswegen finden Sie in jedem Kapitel Informationen für den Verstand, die linke Gehirnhälfte, aber auch Ideen, Tipps, Nachdenkliches fürs Gefühl (rechte Gehirnhälfte).

In den Texten sind Begriffsbestimmungen, Wichtiges und Interessantes in Kästen hervorgehoben.

Da und dort gibt es auch Übungshinweise; Sie werden besonders großen Nutzen aus diesem Buch ziehen, wenn Sie die Übungen auch tatsächlich ausprobieren und durchführen. Übungen haben mit Erfühlen und Erfahren, mit der rechten Gehirnhälfte zu tun, die bei den meisten von uns eher etwas verkümmert ist. Wenn Sie diese rechte Gehirnhälfte durch die empfohlenen Übungen pflegen, therapieren Sie sich quasi selbst, ein toller Zusatznutzen des Buches!

Viel Spaß beim Weiterlesen!

So benutzen Sie das Buch richtig – Zusammenfassung

Wir westliche Leser sind stark kopflastig; unsere linke, rationale Gehirnhälfte ist besser trainiert als die rechte, intuitiv gefühlsmäßig arbeitende Gehirnhälfte. Nutzen Sie deswegen im Buch die kleinen Arbeits- und Übungsaufgaben, damit Ihre rechte Gehirnhälfte aus ihrer Verkümmerung herauskommt und ein gutes und tragfähiges, gleichberechtigtes Ganzes entstehen kann.

5. KAPITEL

Medizin, die jeden angeht – Warum jetzt?

*„Wer nicht zur richtigen Zeit am richtigen Ort ist,
den bestraft das Leben."*

Michael Gorbatschow

Warum ist gerade jetzt der optimale Zeitpunkt für eine neue Medizin, **eine, die jeden angeht**?

Wenn Sie das Zitat von Michael Gorbatschow hernehmen, dann wäre der richtige Ort für Ihre Augen dieses Buch.

Aber warum gerade jetzt dieses Buch lesen? Da gibt es ein ganz, ganz starkes Gefühl (rechte Hirnhälfte/Herz), aber auch deutliche Fakten (linke Hirnhälfte/Verstand):

Es geht um etwas Neues, um neue Sichtweisen, um neue Vorgehensweisen, um neue Umgangsweisen. Also wäre es gut, sich zu fragen, ob es gerade jetzt vermehrt Dinge in unserer Welt gibt, die **neu** sind. Sollte es viel **NEUES** in unserer Gesellschaft, auf unserer Welt geben, so würde auch **Medizin, die jeden angeht,** gerade jetzt hierher passen. Dann würde unsere Welt geradezu eine solche Medizin brauchen! Was ist also **neu**?

Einige Beispiele:
Ein Schwarzer regiert die USA.
Immer mehr Frauen übernehmen Führungsfunktionen.
Wir haben einen Börsencrash **neuer** Art erfahren.
Wir haben eine Wirtschaftskrise **neuer** Art erlebt.
Neu ist auch die große Begeisterung für Zauberer, Harry Potter, Herr der Ringe…
Immer mehr Menschen suchen **neue** Wege in der Medizin; sie fahren zu Heilern und Schamanen in den brasilianischen Amazonasurwald oder nach Südostasien.

So genannte esoterische Literatur findet Absatz wie noch nie.

Sogar die konservative Bundesärztekammer veröffentlichte im deutschen Ärzteblatt im Juli 2010 eine Stellungnahme des wissenschaftlichen Beirats zum Thema „Placebo in der Medizin".

Das ist etwas bahnbrechend **Neues.**

Und dann gibt es viele Fühlende, wie Heiler, Schamanen, Astrologen: Sie nehmen wahr, dass qualitativ ein **NEUES** Zeitalter für uns anbricht, gerade jetzt!

Und deswegen passt ein **neues** Denken in der **Medizin, die jeden angeht**, gerade jetzt hierher. Und da die **Medizin, die jeden angeht,** wirklich alle Lebensbereiche betrifft (siehe Seite 18), ist sie mir auch eine Herzensangelegenheit!

Medizin, die jeden angeht – Warum jetzt?
– Zusammenfassung

Zur richtigen Zeit am richtigen Ort die richtigen Dinge tun bringt Erfolg!

Zurzeit erleben wir sehr viel Neues: Ein Schwarzer regiert die USA, immer mehr Frauen übernehmen Führungspositionen, Börsencrash und Wirtschaftskrise der neuen Art, eine neue Begeisterung für Zauberer wie Harry Potter und Schamanismus.

Deswegen: Jetzt ist der ideale Zeitpunkt auch für eine Medizin, die jeden angeht.

6. KAPITEL

Medizin, die jeden angeht – Warum?

Warum? – das ist eigentlich das dümmste Fragewort! Doch noch ist es für viele von uns ein gern gebrauchtes Fragewort, und deswegen müssen wir uns damit beschäftigen!

Schatz,
warum brauchst du ein neues Kleid?
Warum müssen wir die Schwiegermutter besuchen?
Warum, warum?
Warum also brauchen wir eine neue Medizinform, eine **Medizin, die jeden angeht?**

Und die Antworten fangen immer an mit einem „Weil".

HALT!

Zuerst muss ich noch eine dicke Lanze für unsere gegenwärtige Medizin brechen. Wohlgemerkt, nicht für unser Medizinsystem, das korrupt ist, das weitestgehend von Macht und Wirtschaftsinteressen geprägt ist, das Krankheiten erfindet, das quasi über Leichen geht, wenn nur damit Geld zu verdienen ist. Ich muss eine Lanze brechen für unser eigentliches Medizinwissen:

- Es ist exzellent, was uns die medizinische Hygiene beschert hat. Die Sterblichkeit unserer gebärenden Mütter, der Neugeborenen sowie die Sterblichkeit bei Operationen und Eingriffen sind drastisch gesunken. Diesem Erfolg verdanken wir letztendlich in den Statistiken auch unsere hohe Lebenserwartung.

- Ich möchte in vielen Fällen die Segnungen der Pharmakologie nicht missen: vom Aspirin bis zum Antibiotikum, bis zur Chemotherapie.

- Schonende Operationsverfahren (Knopflochchirurgie) befreien uns von manchem Schmerz (z. B. Gallenkolik), und dank künstlicher Gelenke fahren wir noch mit 75 Jahren Ski, wandern wir oder spielen mit unseren Enkeln Fußball.

- Jeder Nierentransplantierte weiß die Segnungen der Transplantationsmedizin zu schätzen; seine Lebensqualität ist durch eine Transplantation erheblich gestiegen.

Diese Liste über wirkliche Vorteile und den wirklichen Nutzen unseres schulmedizinischen Wissens ließe sich noch seitenweise fortführen und ausschmücken. Dieses Lob auf unsere sogenannte Schulmedizin war jetzt sehr, sehr wichtig!

Warum?

Sie erleben seit Jahrzehnten gegenseitige Anfeindungen der Schulmedizin und Alternativmedizin. Genau darum geht es hier in diesem Buch nicht! Sie werden sehen: Jeder von Ihnen wird am Ende des Buches, wann und wie er will, auch Schulmedizinisches in sein Gesundheitskonzept mit einbauen können.
Den Rest des Kapitels könnten Sie jetzt auch überspringen. Manches ist aber vielleicht interessant für Sie. Interessant, weil Sie diese Missstände am eigenen Leib zwangsweise erleben müssen.

Unsere ursprüngliche Frage war:
Warum brauchen wir eine neue Medizin, eine **Medizin, die jeden angeht?**

Jetzt folgt das **Weil**…:

Weil es mehrere unangenehme Probleme in unserer derzeit etablierten Medizin gibt:

Problem 1: Evidence based medicine

Unsere aktuelle Medizin muss „evidence based" sein. Nur dann wird sie von den Krankenkassen bezahlt. Nur dann läuft der Arzt nicht Gefahr, wegen eines Kunstfehlers verklagt zu werden. Unsere Universitäten beschränken ihre Forschung und damit auch ihr Wissen ausschließlich auf diesen Bereich „evidence based medicine". Was bedeutet das? Es müssen zu allen Vorgehensweisen, Operationen, Medikamenten, Therapien sogenannte doppelt blinde Studien vorliegen. Diese Studien müssen objektiv den Nutzen der Therapien nachweisen. Leider gibt es nun auf der ganzen Welt keine wirkliche Objektivität. Schon Einstein, Heisenberg und viele andere haben nachgewiesen, dass sich bereits durch Beobachtung von Gegebenheiten diese Gegebenheiten anders darstellen. Das heißt, dass bereits die Tatsachen, dass wir Menschen in eine Studie einschließen, dass wir sie beobachten, dass wir ihnen Blutwerte abnehmen, dass wir Messungen durchführen, Einfluss auf die zu testenden Patienten haben.

Die Ergebnisse werden anders sein als bei Menschen, die ihr Leben ohne ärztliche Studienaufsicht genießen. Schon daran scheitert diese Art von Medizin. Die Ergebnisse dieser Studien werden schließlich statistisch dargestellt. Und wer kennt nicht den Spruch: „Glaube nie einer Statistik, die du nicht selbst gefälscht hast?" So sind durchaus die Forscher, die eine solche Studie durchführen, daran interessiert, dass auch das herauskommt, was sie sich gewünscht haben. Noch mehr daran interessiert sind die Geldgeber solcher Studien. Große Studien kosten oft Millionenbeträge und praktisch alle Studien werden ausschließlich von der Pharmaindustrie bezahlt und dienen dann dem späteren Verkauf der getesteten Medikamente. Also werden auch die Geldgeber den nötigen Einfluss auf die Studienergebnisse nehmen. Und sie tun es tatsächlich! Sie tun es nachweislich.

Gekaufte Wahrheit,
ein Film von Bertram Verhaag, Dokumentenfilmer.

Sehen Sie sich solche Filme an! Sie werden Ihnen die Augen öffnen. Sie werden schockiert sein, wie Sie von sog. Wissenschaftlern betrogen werden. Nehmen Sie Angehörige und Ihre Kinder mit! Diskutieren Sie darüber!

(Ab Frühjahr 2010 im Kino, bald auch als DVD; www.denkmal-film.com)
Von Bertram Verhaag gibt es zahlreiche tolle Filme, die bestens zur Thematik dieses Buches passen und vom Autor wärmstens empfohlen werden.

Ich möchte hier nochmals ausdrücklich darauf hinweisen, dass kritischen Köpfen unter uns Medizinern diese Sachverhalte natürlich klar sind. Den medizinischen Laien sind sie leider nicht immer klar und sie werden aus Profitgründen wohlweislich verschwiegen.

Somit gaukeln uns diese sogenannten Studienergebnisse eine falsche Objektivität und damit auch eine falsche Sicherheit vor. Gutgläubige fallen millionenfach darauf herein.
Für den kritischen Fachmann muss jedoch auch festgehalten werden, dass diese Studien schon eine gewisse Orientierung im Dschungel der vielfältigen Therapiemöglichkeiten bieten.

Problem 2: Spezialisierte Medizin

Goethe lässt in seinem Faust Mephisto sagen:

> *...dann hat er die Teile in seiner Hand,*
> *fehlt – leider – das geistige Band.*

Die Tragik der Schulmedizin besteht darin, dass sie dieses geistige Band nicht einmal vermisst.

Unsere momentane Medizin ist im Wesentlichen Medizin von Spezialisten, eine spezialisierte Medizin. Spezialistentum ist zunächst einmal eine hervorragende Sache. Spezialisten sind topfit auf ihrem Gebiet. Von Spezialisten können Sie bestmögliches Wissen und bestmögliche Leistungen für eine spezielle Fragestellung erwarten. Hier liegt aber auch schon die Schwierigkeit.

Glauben Sie, dass Sie eine Ansammlung von speziellen Problemen, von speziellen Gesundheitsproblemen sind? Oder sind Sie vielleicht ein Individuum, ein Ganzes, was sich nicht ohne weiteres in seine Einzelteile dividieren lässt?

Ich möchte Ihnen hier einen Vergleich geben:

Stellen Sie sich eine große, altehrwürdige Kathedrale vor. Eine Kathedrale, die Sie vielleicht schon einmal selbst besucht und bestaunt haben. Ein großes Ganzes: Mauern, Wände, Bodenbeläge, Kanzeln, Figuren, Altäre, Farben, Besucher, Stimmungen, Farbspiele, Gerüche... Wenn Sie eine solche Kathedrale erforschen wollen, benötigen Sie ein Heer von Spezialisten: Spezialisten, die zuständig sind für das Mauerwerk, für den Außenputz, die Statik, die Figuren, die Malereien, die Altäre, die Bodenbeläge usw., usw. Jeder Spezialist wird ein eigenes Buch über sein Spezialthema bei der Erforschung der Kathedrale schreiben können. Sie können all diese Bücher lesen (linke Gehirnhälfte) und werden dennoch die Kathedrale danach nicht erkennen können. Wenn Sie die Kathedrale wirklich kennen lernen wollen, so müssen Sie selbst hineingehen, irgendwo sich hinstellen oder hinsetzen, Ihre Blicke schweifen lassen, die Farben und Formen auf sich wirken lassen, die Geräusche hören, die Luft riechen, die Ästhetik der Formen fühlen, die Ausstrahlung der Altäre und heiligen Figuren erfahren, einfach die Atmosphäre auf sich wirken lassen. Damit haben Sie eine bleibende Erinnerung, ein bleibendes Gefühl für solch einen sakralen Raum. Die Details kennen Sie aber nicht. Die Details, aus denen der Boden beschaffen ist, die Zusammensetzung des Farbmaterials der Altäre, die Holzart der heiligen Figuren. Das ist auch nicht wichtig. Bei Ihrem kurzen Besuch der Kathedrale haben Sie über diese viel, viel mehr erfahren als jeder der vielen Spezialisten, die vielleicht jahrelang in ihrem Spezialbereich die Kathedrale erforscht und in Büchern beschrieben haben.

Deswegen macht uns spezialisierte Medizin über weite Strecken kränker und kränker. Sie beschert uns mehr und mehr Diagnosen, schließlich sind wir ein Sammelsurium von Diagnosen. Dazu erhalten wir von jedem Spezialisten ein bis zwei Medikamente und können uns so dank siebzehn verschiedener Medikamente, die erfreulicherweise die Krankenkasse bezahlt, das Geld für manches Essen aus unserer Haushaltskasse sparen.

Wenn ich in diesem Kapitelchen über Probleme und über gewisse Gepflogenheiten unserer Medizin-Establishments auch einmal etwas böse herziehe, so gilt dies nie für den einen oder anderen Einzelfall, wo zum Beispiel spezialisierte Medizin äußerst positiv und heilbringend diskutiert werden muss!

Problem 3: Apparatemedizin

Apparate können ebenso wie die oben genannten Kathedralen-Spezialisten immer nur einen ganz konkreten Aspekt messen. Es gibt bei weitem noch keine Apparate, die einen ganzen Menschen vermessen könnten mit all seinen Gefühlen und Befindlichkeiten. Es gibt schon überhaupt keine Möglichkeit, um Gefühle wie Freude, Angst, Anspannung, Glück und Vitalität zu erfassen. Es ist natürlich großartig, wie mittels einer dreidimensionalen Kernspintomographie die Anatomie eines Menschen dargestellt werden kann. Doch in welchen Fällen hilft das wirklich weiter? Apparate und Darstellungen sind gut und wichtig zur Erfassung der Anatomie vor Operationen bzw. immer dann, wenn ich ganz konkret einen schulmedizinischen Therapieschritt plane. Apparate sind nie hilfreich, um jemand einfach nur durchzuchecken, um einfach nur herauszufinden, wie es ihm geht.

Es ist dann wieder wie mit den Spezialisten in der Kathedrale: Das wirkliche Wesen der Kathedrale/des Menschen kann von Spezialisten, kann von Apparaten nicht erfasst werden.

Da fällt mir ein praktisches Beispiel ein:
Vor kurzem kam eine neue Patientin in meine hausärztliche Praxis. Ich habe zunächst zehn Minuten mit ihr über den Grund ihres Kommens, über sie, über ihre Familie, über ihre Vorgeschichte, über ihren Beruf, über ihr soziales Umfeld, über ihre Wünsche an mich gesprochen. Eigentlich war sie wegen zwei konkreten Gesundheitsstörungen in die Sprechstunde gekommen. Scheinbar hatte sie erwartet, dass ich sie als Allgemeinmediziner nun zu verschiedenen Spezialisten zur weiteren Abklärung überweise, damit dort Röntgenuntersuchungen oder andere apparative Verfahren durchgeführt werden. Aber es kam ganz anders, und sie war aufs höchste erstaunt, als ich sie bat, mich die betroffene schmerzhafte Region ansehen, abtasten und mit dem Stethoskop abhören zu lassen. Sie war erstaunt, dass ich sie berührte, dass ich Hand anlegte, dass ich eine Be-hand-lung durchführte. So etwas hätte sie seit vielen Jahren beim Arzt nicht mehr erlebt.

Problem 4:
Dauernder Kleinkrieg zwischen Schulmedizin und alternativen Verfahren, fehlende Symbiose und Synthese

Auch hier kann man wieder das Kathedralenbeispiel heranziehen. Man kann die Kathedrale nicht erforschen, wenn man nur einzelne Teile der menschlichen Wahrnehmung isoliert betrachtet.
Alles, was da ist, alles, was es gibt, also auch alternative Therapieverfahren, gehören zu unserer Welt!

Die Spezialisierung hat uns viel Detailwissen gebracht. Für unsere Gesundheit hat sie nur wenig gebracht. Im Gegenteil, wir fühlen uns immer kränker, weil immer mehr Teilwissen immer mehr Krankheiten und Diagnosen entstehen lässt.
Viele sogenannte alternative Verfahren betrachten mehr den ganzen Menschen, betrachten auch Gefühle und Befindlichkeiten. Damit erreichen sie genau das, was in unserem Kathedralenbeispiel diesen ganzen ehrwürdigen Eindruck des

sakralen Bauwerks bedeutet. Sie erfassen damit den ganzen Menschen mit all seinen Gefühlen und Befindlichkeiten. Damit können Sie natürlich nicht mehr in Studien einen Wirk-nachweis führen. Denn die Messbarkeit in Studien ist ja immer nur auf einen bestimmten Messaspekt begrenzt. Diese wenigen Gedanken zeigen: Schulmedizin und sog. alternative Verfahren ergänzen sich und haben nebeneinander ihre Berechtigung. Jede Methode hat ihre Stärken und Schwächen. Gemeinsam, aber in Symbiose und Synthese, kann für den einzelnen Menschen schließlich etwas wirklich Gutes herauskommen.

Problem 5: Politischer Machtfaktor Pharmaindustrie

Seit Jahrzehnten verhindert die Pharmaindustrie jede Form einer Gesundheitsreform schon im Ansatz. Unsere Volkswirtschaft hängt regelrecht zu einem großen Teil vom Wohlergehen der Pharmakonzerne ab. Zumindest will man uns dies glauben machen. Wir müssen immer wieder neue Krankheiten erfinden, um neue Medikamente einsetzen zu können.

Manchmal ist es auch anders herum: Es werden neue Medikamente erfunden und dann die dazugehörigen Krankheiten etabliert.

Wie schon oben ausgeführt, bezahlen die Pharmakonzerne die notwendigen Zulassungsstudien. Dann bezahlen sie Professoren, die um die Welt reisen, um die Vorzüge der neuen Studien und neuen Medikamente bei Krankenhausärzten und niedergelassenen Ärzten anzupreisen. Anschließend setzen sich eben diese meinungsbildenden Professoren zusammen und generieren sogenannte Leitlinien (siehe Problem 6). An diese letztendlich durch Einwirkung der Geldgeber-Pharmaindustrie generierten Leitlinien müssen sich nun Ärzte und Krankenhäuser halten. Warum? Weil von den Krankenkassen nur das bezahlt wird, was in Leitlinien festgelegt ist. Weil nur eine leitlinienkonforme Behandlung dem Stand der ärztlichen Kunst entsprechen soll und damit sogar im juristischen Sinne Kunstfehler definiert werden. Wer sich also nicht an diese Leitlinien hält, kann verklagt und verurteilt werden! Sie sehen schon, ein nahezu perfektes System, das uns alle zwingt, möglichst viele Pharmaka einzusetzen und einzunehmen.

Problem 6: Leitlinien = Leid-Linien

Leitlinien sind Vorschriften, nach denen alle Menschen mit einem bestimmten Krankheitsbild behandelt werden sollen. Dies stellt sicher, dass die Kosten dann von der Krankenkasse bezahlt werden und dass der Arzt im Falle einer Komplikation möglichst nicht verklagt und verurteilt werden kann. Diese Leitlinien führen dazu, dass alle Menschen allerdings über einen Kamm geschoren werden. Hat vielleicht folgendes Sprichwort seine Wahrheit verloren?

„Die Kost des Schmiedes zerreißt das Schneiderlein."

Wir sind doch nicht alle geklont, nicht alle gleich, so dass wir alle mit der gleichen Methode glücklich werden können.

Im Lateinunterricht habe ich folgenden Satz gelernt:

„Benedictus montes,
Bernardus valles amabat."
(„Der heilige Benedikt liebte die Berge,
der heilige Bernhard die Täler.")

Sie waren beide glücklich, aber nicht beide in den Bergen, auch nicht beide in den Tälern. Der hl. Benedikt war glücklich in den Bergen, der hl. Bernhard in den Tälern, und wieder andere von uns werden sich vielleicht am Meer sehr viel wohler fühlen.
Sie sehen schon, das mit den Leitlinien kann wohl im wirklichen Leben nicht recht funktionieren.
Ich glaube daher, die richtige Schreibweise wäre besser „Leidlinien".

Noch ein Beispiel aus der Praxis:
Einer meiner Patienten war nach einem Herzinfarkt aus dem Krankenhaus entlassen worden. Eines seiner seit dem Herzinfarkt neu verordneten Medikamente war ein ß-Blocker. Jetzt klagte er nach Krankenhausentlassung, dass ihm schwindlig sei, er sich benommen fühle, nicht leistungsfähig sei. Er könne auch deutlich weniger weit gehen und sein Asthma würde ihn wieder viel

mehr plagen. Er habe dank Herzkatheter, Stents und Krankenhausbehandlung seinen Herzinfarkt unbeschadet überstanden. Man habe ihm dort gesagt, dass sein Herz jetzt wieder belastbar sei und er wieder seiner Arbeit und seinen Hobbys nachgehen könne. Die Wirklichkeit sei jedoch eine andere. Er würde sich nach der Krankenhaustherapie viel schlechter fühlen als vorher, obwohl dies nach Aussage der dortigen Ärzte sicher nichts mit dem Herzinfarkt zu tun haben solle.

Für mich als Hausarzt, der ich den Patienten als individuellen Menschen kenne, seine Hobbys, sein Umfeld und auch sein Wesen, erschloss sich schnell die Problematik. Ein typischer Leitlinien- Geschädigter.
Leitlinien geben nämlich vor, dass jeder Mensch, der einen Herzinfarkt erlitten hat, einen sogenannten ß-Blocker erhalten soll. ß-Blocker senken die Herzschlagfrequenz. Damit wird das Herz geschont, eine theoretisch tolle Sache. Wird das Herz als unser Motor jedoch zu sehr gebremst, fehlt es ihm natürlich an Leistung, der Mensch ist gedämpft, ist in seiner Leistung gedrosselt, fühlt sich müde, kann keine Spitzenleistungen erbringen. ß-Blocker senken auch den Blutdruck. Wenn das Herz gegen weniger Blutdruck ankämpfen muss, wird es zusätzlich geschont, auch toll! Niedriger Blutdruck macht aber schlapp, schwindlig und müde. ß-Blocker verengen aber auch die Bronchien und können Asthmaanfälle und eine Verschlechterung der Atmung auslösen! ß-Blocker verengen auch die Blutgefäße und können dadurch Durchblutungsstörungen in den Beinen auslösen, so dass mein Patient jetzt nur noch eine deutlich kürzere Gehstrecke hatte. ß-Blocker dämpfen bei manchen Menschen auch ein klein wenig die Gehirnaktivität, was zusätzlich müde und schlapp machen kann.

Für Menschen mit hohem Puls, hohem Blutdruck, gesunden Gefäßen und gesunden Bronchien mögen ß-Blocker also tatsächlich großen Nutzen bringen und vielleicht sogar vor einem weiteren Herzinfarkt schützen. Doch wie steht es mit den anderen Menschen, die nicht in diese Schublade gehören? Bei meinem Patienten jedenfalls war der obere Blutdruckwert trotz niedriger ß-Blocker Dosis auf unter 100 gesunken, was ihm dauernden Schwindel, Müdigkeitsgefühl und Konzentrationsstörungen bescherte. Da mein Patient auch an einem leichten Asthma litt, wurden durch den ß-Blocker die Asthmaanfälle häufiger. Leider hatte mein Patient auch Durchblutungsstörungen in den Beinen, weswegen der ß-Blocker ihm bereits den morgendlichen Gang zum Bäcker, um frische Brötchen zu holen, zu einem kleinen Martyrium werden ließ. Mit einem lebenswerten Leben, mit Lebensqualität, mit Vitalität und Lebensfreude hatte dies alles nichts mehr zu tun.

Am Beispiel der „Leid-Linien" muss auch sehr kritisch unsere Jurisprudenz beleuchtet werden. Steckt da wirklich eine juristische prudentia (=Klugheit) dahinter?
Diese Überlegungen leiten weiter zum nächsten Problem.

Problem 7: Rechtsprechung in der Medizin

Jeder Arzt fürchtet bei jeder seiner Handlungen heutzutage den Kadi. Nur so ist es auch zu erklären, dass junge, in der Ausbildung befindliche Krankenhausärzte aus rechtlichen Gründen meinen, dem oben skizzierten Patienten einen ß-Blocker unter Inkaufnahme einer extrem schlechten Lebensqualität aufschreiben zu müssen. Hätten Sie es nämlich nicht entsprechend den gültigen Leitlinien getan, so hätten sie sich der Gefahr einer juristischen Anklage mit all ihren Konsequenzen und Auswirkungen auf ihre weitere Karriere ausgesetzt. Wie verrückt Rechtsprechung sein kann in unserer heutigen Zeit, demonstrieren uns immer wieder amerikanische Gerichte mit Millionen-Klagen.
Es kann doch nicht angehen, dass unter höchst bedenkenswerten Umständen zustande gekommene Leitlinien (siehe Problem 5 und Problem 6), die Grundlage für juristische Entscheidungen sein können. Andererseits sehe ich auch das Problem der Juristen. Sie haben Juristerei gelernt und nicht Medizinwissen. Wie sollen sie also medizinische Entscheidungen beurteilen können, wenn nicht an Hand der Leitlinien, die von den Medizinern ja mit ihrem Fachwissen selbst gemacht sind. Ein Dilemma! Dennoch ein Dilemma, das gelöst werden muss! Denn solange Mediziner aus Angst vor rechtlichen Konsequenzen Medikamente und unnötige Diagnostik (teure Kernspintomographien…) einsetzen, wird unser Medizinsystem unnötigerweise teurer und teurer und unnötigerweise unmenschlicher und unnötigerweise gefahrvoller. Gefahrvoller deswegen, weil Medikamentennebenwirkungen bei Kombination mehrerer Medikamente bereits heute die dritthäufigste(!) Todesursache weltweit darstellen!!! Viele von uns Medizinern nehmen also in letzter Konsequenz den Tod ihrer Patienten durch Medikamente in Kauf, um nur nicht juristisch belangt werden zu können.

Ich hatte es oben schon anklingen lassen: Auch viele Untersuchungen werden nur durchgeführt, um sich juristisch abzusichern. Viele dieser Untersuchungen sind dabei völlig unnötig. Viele dieser Untersuchungen sind auch gefährlich, ja teilweise lebensgefährlich. Aus juristischen Gründen wird diese Gefährdung der Patienten oft in Kauf genommen.

Auch hier sehen Sie, wie dieses Buch einen sehr ganzheitlichen Ansatz verfolgt und zumindest für einen Großteil der Leser eine **Medizin, die jeden angeht,** darstellt.

Es geht jetzt plötzlich nicht mehr nur um Medizin, sondern um unsere Juristen, unsere Rechtsprechung.

Juristen, Staatsanwälte und Richter müssen sich dringend neu orientieren. Sie müssen sich dringend neue Maßstäbe für ihr Handeln zurechtlegen. Vom medizinischen Establishment gemachte Leitlinien können nicht der Maßstab für die Rechtsprechung sein. Und das Problem wird noch verwickelter: Häufig werden zuvor gezielt Gutachter gefragt. Wer eignet sich aus der Sicht des Gerichts als Gutachter? Am besten doch die Professoren, die viele Bücher und Forschungsergebnisse veröffentlicht haben. Das sind in der Regel die Professoren, die auch an der Erstellung der Leitlinien beteiligt sind. … schon klar, was da als Gutachten herauskommt, … der Inhalt der Leitlinien …, da beißt sich die Katze in den Schwanz!

Auch ist in diesem sensiblen Bereich der Medizin, wo es um Menschen, um Schicksale, aber auch um Vitalität und Lebensfreude geht, das Geschäftsgebaren mancher Anwälte zu hinterfragen. Soll man den Arzt lieber mal verklagen, weil etwas nicht optimal gelaufen ist (womit der Anwalt ja durchaus Geld verdienen kann), oder muss mit diesem Thema vielleicht sensibler umgegangen werden? Könnte der schlechte Ausgang in einem solchen Fall nicht auch daran liegen, dass die Lebensumstände des Patienten ungünstig waren, dass Faktoren, die im Wesen, in der Lebensgeschichte oder auch in der Genetik des Patienten lagen und für einen Arzt bei weitem kaum ganz erfassbar sind, eine Ursache gespielt haben? Soll man es riskieren, mit diesen leichtfertigen Klagen Ärzte weiter dahin zu bringen, dass sie unnötige Untersuchungen durchführen, viel zu oft; und ebenso unnötige Medikamente einsetzen, ebenfalls viel zu oft?

Hier ist plötzlich die Juristerei mitverantwortlich an den Missständen in unserer Medizinwelt, und zwar zu einem großen und gehörigen Teil.

Problem 8: Pleitemedizin:
Gesundheit und Menschen werden zu Wirtschaftsgütern

Sie lesen es täglich in der Zeitung: Krankenhäuser sind gezwungen zu fusionieren. Krankenhäuser müssen geschlossen werden, weil sie nicht mehr kostendeckend arbeiten und die Landkreise und Städte nicht mehr in der Lage sind, millionenschwere Zuschüsse aufzubringen. In der ambulanten Medizin hat man sich seit einigen Jahren Raffiniertes einfallen lassen. Jahr für Jahr werden dem versicherten Menschen zunehmende Zuzahlungen aufgebürdet.

Dies geschieht geschieht in kleinen Schritten, teilweise versteckt. Zehn Euro beim Hausarzt, zehn Euro im Krankenhaus, zehn Euro für jeden Kurtag, ein paar Euro für jedes Medikament, dann einmal eine Erhöhung der Beitragssätze. Zwischendurch werden noch die ein oder anderen Steuern erhöht, um auch damit neuerdings unser Gesundheitswesen zu finanzieren. Ein weiteres Finanzierungsmodell ist, dass (obwohl dem Patienten immer mehr Kosten aufgebürdet werden) parallel Leistungen gestrichen werden, die dann ggf. eben selbst vom Einzelnen finanziert werden müssen.

Dazu kommt, dass unsere Politiker ja bekanntermaßen immer nur für wenige Jahre in ihre Ämter gewählt werden. Und noch viel schlimmer, dass diesen Ministern erwiesenermaßen der Sachverstand fehlt. Dies ist ganz einfach für jeden ersichtlich. Wie oft haben wir es schon erlebt, dass aus einem unerfahrenen Landwirtschaftsminister ein Umweltminister und aus dem Umweltminister ein Gesundheitsminister wurde und so weiter und so fort. Somit kann man wirklich tiefgründigen Sachverstand von unseren Politikern heutzutage nicht erwarten. Dies liegt am System! Ebenso wenig können wir mutigere Reformen erwarten, die auch den Namen einer Reform tatsächlich verdienen. Eine wirkliche Reform ist in den meisten Fällen politischer Selbstmord, und damit ist es auch keinem Politiker zu verdenken, dass er die Finger davon lässt.

Da der Sachverstand bei den entsprechenden Ministern fehlt, sind sie natürlich auf Berater angewiesen. Diese Berater wiederum kommen letztendlich aus der Industrie. In den letzten Jahren wurde immer wieder aufgedeckt, wie diese Berater ja sogar in Aufsichtsräten und Vorstandsetagen einschlägiger Pharmafirmen und Medizinproduktehersteller ihr zusätzliches Geld verdienten. Objektive Beratung – Fehlanzeige!!!

Inzwischen haben scheinbar auch die Politiker gemerkt, dass sie im Bereich des Gesundheitswesens keinerlei Fuß vernünftig auf den Boden bringen. Deswegen haben sie sich clever ein Stück weit aus der Affäre gezogen. Das Zauberwort heißt hier „Privatisierung". In der Medizin heißt es noch ein wenig anders, hier heißt es zum Beispiel „Wettbewerbstärkungsgesetz".

Dieses ermöglicht es finanzkräftigen Investoren und Aktiengesellschaften, Krankenhäuser, Gemeinschaftspraxen, Einzelpraxen und Gesundheitszentren zu übernehmen. Nun liegt es in der Natur der Sache, dass Aktiengesellschaften Gewinne erwirtschaften müssen, damit sie an ihre Aktionäre Dividenden ausschütten können. Damit wird Gesundheit, wird der Mensch als Träger von Gesundheit und Krankheit zum Wirtschaftsgut. Gesundheitsaktionäre bestimmen nun, was Krankheit und Gesundheit ist, in Zusammenarbeit mit ihren Freunden, den Pharmaaktionären.

Wer also in diesem staatlichen Gesundheitssystem bleibt, wird zum Spielball von Aktiengesellschaften und Aktionären.

Das Verrückte daran ist, dass wir vom Staat gesetzlich dazu gezwungen sind, an diesem System teilzunehmen, obwohl es der Staat weitestgehend an private Investoren aus der Hand gibt.

Aus diesem staatlichen Zwang kommen wir derzeit nicht heraus. Aber unsere Gedanken sind frei!!! Gedanklich können Sie sich ausklinken, gedanklich können Sie andere Wege gehen, gedanklich können Sie die Wege der **Medizin, die jeden angeht,** gehen. Sie werden am Ende des Buches sehen, dass auch durch Sie (siehe Seite 107 und 195) mit diesem gedanklichen Aussteigen neue morphogenetische Felder geschaffen werden und damit sich auch unsere staatlichen Vorgaben hin zu einer besseren Medizin verändern werden.

Problem 9: Un-menschliche Medizin

Unserer heutigen Medizin wird immer wieder vorgeworfen, dass sie unmenschlich sei. Dies ist eigentlich nicht verständlich, denn es geht ja gerade um den Menschen. Vielleicht sind es die Umstände, die Vorgaben, auch die juristischen Vorgaben? Vielleicht ist sie zu bürokratisch?

Sicherlich gibt es viele Länder auf diesem Erdball, wo die medizinische Versorgung aus schulmedizinisch wissenschaftlicher Sicht schlechter ist, zumindest in unseren Augen. Vielleicht kann aber eine solche sogenannte schlechtere Medizin durchaus menschlicher sein. Vielleicht ist es ja menschlicher oder menschenwürdiger, wenn in einem Entwicklungsland ein schwer krebskranker Mensch (leider) in recht kurzer Zeit an seiner Krankheit stirbt, dieses Sterben aber im Umfeld seiner Familie stattfindet und er liebevoll von der Familie nach besten Kräften gepflegt wird. Vielleicht wird er mit betreut von einem Schamanen, der die geistige und seelische Dimension durch seine Handlungen und oft schon alleine durch seine Anwesenheit mitberücksichtigt. Vielleicht empfinden viele Menschen in unserer Gesellschaft dieses Sterben als menschlicher und menschenwürdiger als den Ablauf in einer deutschen Großstadt: Hier wird man in einem solchen Fall in ein Hochleistungskrankenhaus westlicher Prägung verbracht. Man wird eingeliefert (???). Unsere Sprache hat das Problem richtig erfasst. Eingeliefert werden Waren und Güter. Weiter oben hatte ich formuliert, dass wir Menschen in unserer etablierten Medizin inzwischen zu Wirtschaftsgütern wurden.

Aus juristischen Gründen (siehe Problem 7) werden vorsichtshalber nochmals zahlreiche Untersuchungen durchgeführt, die nicht allzu selten die Lebensqualität erheblich beeinträchtigen. Man wird an allerhand Apparate angeschlossen. Es folgen vielleicht nochmals verzweifelte Operationsversuche, eine Schwächung durch zusätzliche Bestrahlungen oder Chemotherapien wird in Kauf genommen, ebenso die Nebenwirkungen: mehr Schwäche, Übelkeit, Erbrechen, Bettlägerigkeit, Haarausfall. Diese Maßnahmen werden übrigens alle gerne von unseren Krankenkassen bezahlt. Nicht bezahlt werden Aufwendungen für persönliche Zuwendungen, Aufwendungen für Menschen, Seelsorger, Krankenschwestern und Betreuer, die sich um die Ängste und Sorgen solcher Patienten kümmern. Wo bleibt die Psyche? Wo bleibt die Seele? Neu seit einigen Jahren ist auch, dass der pflegerische Bereich erheblich „aufgewertet" wurde. Die Aufwertung besteht darin, dass es jetzt in den Pflegediensten der Krankenhäuser eigenständige Pflegedienstdirektorinnen und -direktoren gibt. Leider dirigieren diese Direktorinnen und Direktoren nun nicht eine zuwendungsintensive Pflege. Nein, sie haben ein ausgefeiltes Qualitätsmanagement eingeführt, was einen irrsinnigen Wust an Dokumentationsarbeiten verlangt.

Bürokratie, Dokumentation, Konferenzen, Teambesprechungen nehmen einen Großteil des pflegerischen Alltags ein. Ich habe es selbst im Krankenhaus erlebt, dass Patienten in unwürdiger Weise ihre Notdurft im Bett verrichten mussten, weil dank Teambesprechungen und Konferenzen zu wenig Personal auf Station war, um den Patienten Hilfe leistend zur Seite zu stehen.

Unter dem Strich feiern wir dann in den Zeitungen und Nachrichten tolle statistische Zahlen, eine Erhöhung der Überlebensraten, Fortschritte in der Pflege und in der Medizin.

Ich meinerseits würde gerne auf diese Fortschritte da und dort verzichten und mich wesentlich wohler in einem menschlicheren und menschenwürdigeren System fühlen, wie es oben am Beispiel des Krebskranken im Entwicklungsland skizziert wurde.

Medizin, die jeden angeht – Warum? – Zusammenfassung

Unsere aktuelle Schulmedizin hat uns exzellente Fortschritte gebracht: Senkung der Sterblichkeit, effektive Pharmaka vom Aspirin über Cortison bis hin zu Insulin und hochwirksamen Antibiotika, schonende Operationsverfahren durch Knopflochchirurgie, bessere Lebensqualität durch Organtransplantationen.

Dennoch gibt es Kritik:

1. **Evidence based medicine**
   Politik und Krankenkassen erkennen nur Methoden an, die durch sog. Doppelblindstudien belegt sind. Viele wichtige Kriterien von Gesundheit wie Vitalität, Glück, Wohlbefinden sind in keiner Weise in Studien erfassbar. Damit beschränken sich diese Studien auf winzige Teile der Realität. Studien werden in aller Regel von Pharmafirmen bezahlt. Damit sind aus Profitgründen Fälschungen und Korruption Tür und Tor geöffnet. Studienergebnisse gaukeln eine falsche Objektivität und falsche Sicherheit vor.

2. Spezialisierte Medizin

Spezialisierung bedeutet Top Qualität im Spezialbereich. Spezialisierung bedeutet auch, den Überblick fürs Ganze gänzlich zu verlieren. Je mehr Spezialisten Sie besuchen, umso mehr Spezialdiagnosen erhalten Sie und umso kränker werden Sie. Spezialisten erfassen nie den ganzen Menschen.

3. Apparatemedizin

Apparate können immer nur kleine Aspekte des ganzen Menschen vermessen. Dies ist nie für eine ganzheitliche Behandlung und für ganzheitliches Gesundfühlen tauglich. Unsere derzeitige Medizin neigt dazu, Laborwerte und Messergebnisse von Apparaten zu therapieren, statt den ganzen Menschen zu behandeln.

4. Kleinkrieg: Schulmedizin- Alternative Verfahren

Schulmedizin hat hohes Detailwissen, beschert uns immer mehr Krankheiten und Diagnosen. Dies nützt unserem Gesundheitsempfinden nicht. Alternative Verfahren betrachten den ganzen Menschen mit seinen Gefühlen. Damit können Sie in Studien nicht nachgewiesen werden.
Diese diametralen Gegensätze führen zum gegenseitigen Bekriegen. Eine Symbiose ist vonnöten!

5. Machtfaktor Pharmaindustrie

Das Wohlergehen unserer Volkswirtschaft hängt inzwischen vom wirtschaftlichen Erfolg der Pharmakonzerne ab. Deswegen verhindert die Pharmaindustrie seit Jahrzehnten jede Form einer wirklichen Gesundheitsreform.

6. Leitlinien= Leid-Linien

Für die meisten Krankheiten gibt es nationale und internationale Leitlinien. Diese werden von so genannten Spezialisten (siehe oben) verfasst. In den meisten Fällen sind diese Spezialisten durch die Pharmaindustrie finanziert. Deswegen sind sie aufgrund der Interessenkonflikte nicht mehr in der Lage, objektiv zu entscheiden. Leitlinien scheren alle Patienten über den gleichen Kamm, was häufig zu vermehrten Nebenwirkungen führt, da die Individualität des Einzelnen nicht berücksichtig wird.

7. Rechtsprechung in der Medizin

Hält sich der Arzt nicht an die Leitlinien, läuft er Gefahr, wegen eines Kunstfehlers verurteilt und hinsichtlich der Therapiekosten in Regress genommen zu werden. D.h., dass er die Medikamente und Therapien für seine Patienten dann aus eigener Tasche bezahlen muss.

Aus Angst vor der Rechtsprechung werden massenweise teure und unnötige, oft auch gefährliche Untersuchungen und Therapien durchgeführt. Hier sind Politiker als Gesetzgeber und Juristen in der Verbesserungspflicht.

8. Gesundheit und Menschen werden zu Wirtschaftsgütern

Auf Grund der o.g. Probleme ist die moderne Schulmedizin unbezahlbar geworden. Landkreise und Kommunen können die millionenschweren Defizite nicht mehr finanzieren und verkaufen deswegen Krankhäuser und Gesundheitszentren an private Investoren. Diese Investoren und Aktiengesellschaften haben den Zweck, Gewinne zu erwirtschaften, um Dividenden an die Aktionäre ausschütten zu können.Damit werden Menschen und deren Gesundheit zu Wirtschaftsgütern, zum Spielball von Aktiengesellschaften und Aktionären. Der Staat lässt dies zu, fördert dieses momentan sogar, da es profitabel ist. Geld regiert die Welt!

9. Un-menschliche Medizin

Die Punkte 1-8 beschreiben bereits unmenschliche Züge. Der Zwang zu überbordender Bürokratie tut sein Übriges dazu. Wir verbringen in der Medizin mehr Zeit mit Bürokratismus als mit Patientenversorgung und Pflege. Das derzeitige System fördert die 3-Minuten-Medizin mit schnellem Griff zum Rezeptblock. Menschliche Zuwendung und Zeit füreinander bleiben auf der Strecke. Selbst zu so wichtigen Ereignissen wie dem Sterben wird man in anonyme Krankenanstalten abgeschoben und durch Apparate überwacht.

7. KAPITEL

Die Heraus-Forderung

Nun war es noch nie hilfreich, Schlechtes zu beklagen. Insofern wäre ich auch durchaus froh, wenn Sie vielleicht das letzte Kapitel über die Probleme gar nicht gelesen hätten. Andererseits schien es mir wichtig, diesen Problemen doch einen kleinen Raum am Anfang dieses Buches zu geben.

Warum? Weil diese Probleme motivieren, etwas zu verändern. Diese Probleme motivierten mich, meine alltägliche Arbeit in meiner hausärztlichen Praxis zu verändern, Kurse zur **Medizin, die jeden angeht,** anzubieten, Bücher zu schreiben. Die Probleme, die durch das Lesen des letzten Kapitels mit aller Deutlichkeit nun auch wieder in Ihr Bewusstsein gerückt sind, sind damit auch die Motivation für Sie, etwas zu verändern und mit ihrer eigenen Veränderung letztendlich auch zu positiven Veränderungen in unserer gesellschaftlichen, politischen und juristischen Medizinwelt beizutragen.

Die Überschrift lautet „Herausforderung". Das meint: heraus aus alten Denkmustern, heraus aus alten Problemen.

Und damit geht es jetzt wirklich los –
Es geht hinein in die Welt der **Medizin, die jeden angeht!**

Los geht es mit all den Grundlagen, die zum Verstehen und Erfühlen der **Medizin, die jeden angeht,** notwendig und hilfreich sind.

Diese Grundlagen sind übrigens nichts wirklich Neues: Die Physik, die ja bekanntlich unser derzeitiges Weltverständnis am besten erklärt, kennt diese Grundlagen seit circa hundert Jahren.

(Fast) alles, was ich Ihnen im Folgenden spielerisch aus dem Wissensschatz der Physik, unter anderem der sogenannten Quantenphysik, näherbringe, können die Physiker sogar für die linke Hirnhälfte in mathematische Formeln packen. Keine Angst, ich mag nicht nur Physik, sondern auch Mathematik nicht. Deswegen keine einzige Formel – versprochen!

Obwohl auch die Quantenphysiker alles in mathematische Formeln packen können, sagte Nils Bohr:

> *„Wer von der Quantenphysik nicht schockiert ist,*
> *der hat sie sowieso nicht verstanden."*

Und außerdem wollten wir Sie ja als ganzen Menschen (als ganze Kathedrale) und nicht nur als einen Materieklumpen betrachten. Wir wollten Sie betrachten als mehr, als körperliches Wesen mit Geist und Seele.

Da fällt mir Aristoteles ein:

> *„Die Seele denkt in Bildern."*

Deswegen verwenden wir statt Formeln lieber Bilder, Bilder aus dem Alltag, unterhaltsam und leicht verständlich.

Dennoch möchte ich das Ganze schon eine Heraus-Forderung nennen. Ihr bisheriges Weltbild hatte vielleicht folgenden Inhalt: „Ich bin ich, und draußen um mich herum gibt es eine objektive, materielle Welt."

Das neue Weltbild der modernen Physik heißt: „Alles ist Energie. Alles hängt mit allem zusammen.

Es gibt eine riesige Quantensuppe aller Möglichkeiten. Durch mein Wirken schaffe ich selbst meine eigene Realität, auch meine Gesundheit. "

Warum also Herausforderung? Weil ich Sie einlade, heraus aus den alten Denkmustern zu kommen.

Ein weiterer wichtiger Grundsatz der wirk-lichen Wissenschaftler lautet: Glauben Sie nichts; glauben Sie nichts und niemandem!

Schauen wir also hinein in die Schatztruhe der Quantenphysik und betrachten wir uns die Edelsteine, die ganz konkret für unsere **Medizin, die jeden angeht,** von Bedeutung sind und damit für jeden von uns und für all unsere Lebensbereiche wie Familie, Beziehungen, Finanzen, Beruf, Lebenssinn und Gesundheit.

Edelsteine für Erwachsene wie Kinder,
für Schüler wie Lehrer,
für Angestellte wie Arbeitgeber,
für Ärzte wie für deren Klienten und Patienten.

Apropos Klienten und Patienten: Lange schon suche ich nach einem besseren Begriff für meine Patienten. Klient könnte ein besserer Begriff sein, ist heutzutage aber mehr von Anwälten belegt. Jedenfalls sollte der neue Begriff klarstellen, dass Arzt und „Patient/Klient" Partner sind, die gemeinsam eine gute, individuelle Gesundheitslösung suchen.

Patient = Leidender

Wörtlich aus dem Lateinischen übersetzt heißt Patient: Leidender. Jemand, der sich leidend fühlt, braucht dringend Hilfe. Er kann keine eigene Initiative ergreifen. Er macht sich abhängig. Solange wir also Leidende = Patienten haben, haben wir auch abhängige Menschen, Menschen, die großteils ihre Verantwortung an der Garderobe der Arztpraxis abgeben. In der **Medizin, die jeden angeht,** sollen Sie selbst Chef in Ihrem Haus sein, die Dinge selbst übernehmen. Ein neuer Begriff wäre also wünschenswert.

Klient vielleicht?

Klient

Klient leitet sich vom lateinischen „cliens" ab und bedeutet Anhänger, Schützling. In unserem Sprachgebrauch ist der Klient der Auftraggeber oder Leistungsempfänger bestimmter Dienstleistungen. Der Begriff wird bevorzugt bei Rechtsanwälten, Notaren und Steuerberatern verwendet.

Würde man den Begriff „Klient" in der Medizin in Abgrenzung zum Begriff „Patient" verwenden, so hätten wir nicht mehr den leidenden und duldenden Patienten im Vordergrund, sondern mit dem Klienten jemanden, der Dienstleistungen in Anspruch nimmt und der mündig ist, ein mündiger Anhänger einer Methode, ein mündiger Anhänger oder Schützling eines Therapeuten.

Suchen Sie es sich also aus, ob Sie zukünftig lieber Patient oder Klient sein wollen!

Paradigmenwechsel in der Medizin

Das bisher Gesagte macht doch Lust auf ein Heraus aus alten Mustern – Paradigmenwechsel nennt man das. Und der ist gerade in der weitestgehend rein schulmedizinisch geprägten Medizinlandschaft nach Ansicht vieler hoch angesehener Köpfe dringend erforderlich. Übrigens nicht nur bezüglich der medizinischen Inhalte und Verfahren, nein, auch hinsichtlich Service in Arztpraxen, Wohlfühlambiente beim Arzt, sorgfältigen Umgangs mit unserer Lebenszeit (Stichwort Wartezeiten), gegenseitiger menschlicher Wertschätzung (Gott in Weiß – Patient) und Kommunikation.

Bisher setzt die (Schul-) Medizin fast nie beim ganzen Menschen an.
Sie zertrennt den Körper in Teilbereiche mit unterschiedlichen Zuständigkeiten und dividiert Körper und Seele strikt auseinander.
Außerdem ist da noch der wirtschaftliche Aspekt. (Sehen Sie sich durchaus hierzu nochmals Kapitel 6 an).
Es hat meist den Anschein, dass nicht der Mensch, der Heilung sucht, im Mit-

telpunkt steht, sondern ein Medizinbetrieb, der sich ökonomisch auf Teufel komm raus rechen muss. Die Kosten wachsen dadurch ins Unermessliche, das System gerät in eine immer tiefere Krise. Regierungen veranstalten lediglich Finanzreformen, bisher nie inhaltliche Umstrukturierungen.

Alles spielt sich also nur auf der materialistischen Ebene ab. Deswegen muss standhaft daran festgehalten werden, sich nur mit dem materiellen Körper zu beschäftigen. Denn diesen kann man aufwendig operieren oder Teilbereiche wie bestimmte Organe mit chemischen Präparaten beeinflussen. Den Geist und die Seele muss man da schön heraushalten. Einzig das westliche Schulmedizin-konzept leistet es sich, ohne Energiekonzept auszukommen. In allen anderen Medizinsystemen der Welt spielt „Energie" eine überragende Rolle.

Also nochmals Argumente, einmal aus diesem System herauszuschauen, die Heraus-Forderung anzunehmen.

Die nächsten Seiten werden Ihrer linken Hirnhälfte helfen, da herauszukommen. Freuen Sie sich darauf!

Die Heraus-Forderung – Zusammenfassung

Herausforderung bedeutet: heraus aus alten Denkmustern. Diese Herausfor-derung wird Sie im Folgenden des Buches sicher fordern, damit aber auch spannend werden. Das neue Weltbild der modernen Physik auch in der Me-dizin heißt: Alles ist Energie. Alles hängt mit allem zusammen.

Mit der **Medizin, die jeden angeht,** können Sie auch herauskommen aus Ihrem Patientenimage (Patient= Leidender) hin zu einem Klientenimage (Klient= der mündige Anhänger einer Methode oder Schützling eines The-rapeuten).

Ein Paradigmenwechsel in der Medizin tut Not. Weg von profitorientierter, materialistischer, sogenannter Schulmedizin hin zu einer Medizin,die auch Geist, Seele und Energieaspekte intelligent integriert.

---

8. KAPITEL

Energiephysik – Quantenphysik

Das Wichtigste für unser festgefahrenes Denken im Materiellen ist dabei wohl das Wegkommen vom Materiellen, Chemischen hin zum Energetischen.

Schon Einstein sagt: „Wir sind Energiewesen."

Energie

Leitet sich vom Griechischen ab: En=in, innen und Ergon= Werk, wirken.

Energie geht nicht verloren= Energieerhaltungssatz

Verschiedene Energieformen können ineinander umgewandelt werden:
Dampfmaschinen wandeln Wärmeenergie in mechanische Energie um.
Fahrraddynamo wandelt mechanische Energie in elektrische Energie um.
Feuer wandelt chemische Energie des Holzes in Wärmeenergie um.
Das Pendel einer Pendeluhr wandelt Bewegungsenergie in potenzielle Energie um.

Einsteins Formel: $E=mc^2$ beschreibt den Zusammenhang zwischen Masse (m), Licht (c=Lichtgeschwindigkeit) und Energie E. Energie ist also in Einsteins Relativitätstheorie und in der modernen Quantenmechanik von großer Bedeutung und steht in engem Zusammenhang mit Licht (c) und Masse/Materie (m).

Bedeutung: Psychischer Antrieb, Kraft für körperliches Arbeitsvermögen. Ohne Energie kein Leben, also Grundsubstanz von Sein und Leben, ohne die nichts existieren kann. Energie als „Energien Gottes", als Zeichen für das

---

Tätigwerden Gottes in dieser Welt; Energie entspricht damit auch dem Geist Gottes in dieser Welt, dem Heiligen Geist, Pfingstphänomen.

Energie als Synonym für Leistungsvermögen, Handlungskraft, Motivation, Vitalität.

Energetische Phänomene sind auch die Aura und die Chakren.

Lebensenergie, Odem.

Was wäre also zum Einstieg in die Quantenphysik besser geeignet, als uns gleich mit Energie zu beschäftigen. Wie wäre es mit der Licht-Energie, mit den Lichtwellen?

Hier lernen wir, wie „beschränkt" wir sind. Sie kennen den Begriff des sichtbaren Lichts, UV-Lichts, infraroten Lichts und auch die Röntgenstrahlen. Aber es gibt noch eine viel, viel größere Bandbreite. Das Spektrum des sichtbaren Lichts (Wellenlänge 400 – 700 nm) macht nur einen ganz kleinen Teil des gesamten Lichtspektrums aus.

Auf diesen kleinen Teil ist unser Sinnesorgan Auge beschränkt. Daneben gibt es eine riesige Welt von Lichtwellen, die wir Menschen nicht wahrnehmen können. Wellenlängen existieren von ein hundertstel Nanometer (unvorstellbar klein) bis zu einem Kilometer (Riesenlichtwellen). Aber unser Auge sieht eben nur zwischen ca. 400 – 700 nm, das ist fast nichts!

Elektromagnetisches Schwingungsspektrum

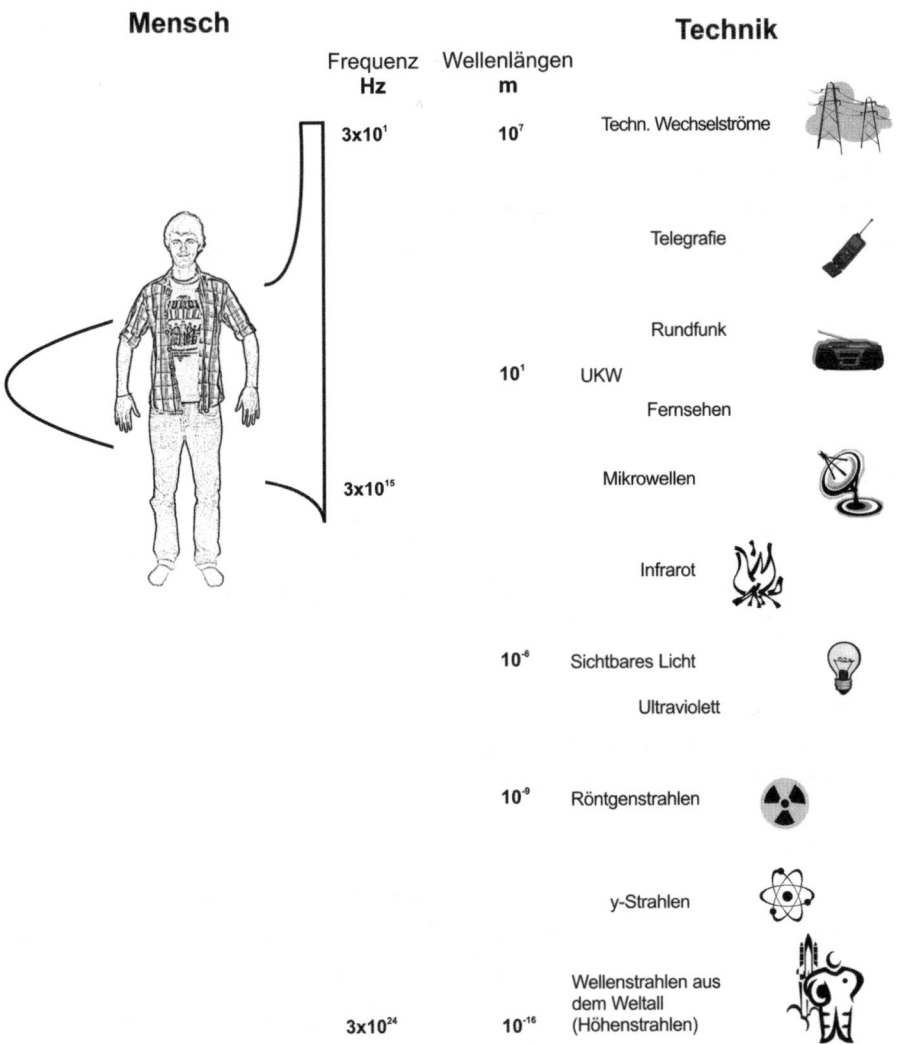

Mensch

Frequenz Wellenlängen
Hz m

Technik

Frequenz Hz	Wellenlängen m	Technik
3×10^1	10^7	Techn. Wechselströme
		Telegrafie
		Rundfunk
	10^1 UKW	Fernsehen
3×10^{15}		Mikrowellen
		Infrarot
	10^{-6}	Sichtbares Licht
		Ultraviolett
	10^{-9}	Röntgenstrahlen
		y-Strahlen
3×10^{24}	10^{-16}	Wellenstrahlen aus dem Weltall (Höhenstrahlen)

Schlangen zum Beispiel „sehen" Wellenlängen aus dem Infrarotbereich. Sie sehen also weniger die Form Ihrer Wade, auch nicht die Farbe. Sie „sehen" quasi etwas Warmes und in etwas Warmes lohnt es sich hineinzubeißen, das sieht nach Nahrung aus!

Ganz anders die Fledermäuse. Sie können Ultraschallwellen wahrnehmen. Ultraschallwellen sind auch Energiewellen, keine sichtbaren Energiewellen, eher hörbare Energiewellen, aber wiederum Energiewellen, die wir Menschen nicht hören können, die Fledermaus sehr wohl. Mit diesem Prinzip, das wie ein Echolot bei einem Schiff funktioniert oder wie Ultraschallwellen, die wir in der Medizin verwenden, kann die Fledermaus auch bei Nacht mit einem affenartigen Tempo herumfliegen, ohne auch nur irgendwo anzustoßen.

Ich kann in meinem Garten an schönen Sommerabenden einige Fledermäuse beim Fliegen beobachten und bin immer wieder fasziniert, mit welchem Tempo und mit welcher Präzision sie bei Dunkelheit unterwegs sind.

Dann sehen wir nahezu tagtäglich, dass die Sonne im Osten aufgeht und im Westen untergeht. Ähnliche Bewegungen der Himmelskörper beobachten wir beim Mond und bei den Sternen. Dennoch weiß ein jedes Kind, dass nicht die Sonne um unsere Erde von Osten nach Westen herumwandert, sondern dass sich die Erde um sich selbst und auch die Sonne dreht. Eine optische Täuschung!

Da leuchtet es doch ein, dass es einfach dumm ist, zu sagen und zu denken: „Ich glaube nur, was ich sehen kann". Die Wissenschaftler haben festgestellt, dass wir allenfalls 0,000000001 Prozent der Wirklichkeit mit unseren Sinnesorganen wahrnehmen können.

Und da können wir auch diesen Zimmermannssohn aus Judäa verstehen, der vor ca. 2000 Jahren herumgezogen ist, Jesus. Er hatte „Weitblick", wenn er sagte: „Selig, die nicht sehen und doch glauben."

Übrigens unsere Beschränktheit betrifft nicht nur das Sehen. Diese Beschränktheit betrifft all unsere Sinnesorgane und Wahrnehmungen. Es gibt Frequenzen, wie bereits oben beschrieben, die Fledermäuse hören können, nicht wir Menschen. Auch wissen wir zum Beispiel, dass Hunde viel besser hören können. Ein erweitertes Frequenzspektrum.

Das betrifft auch das Riechen. Hier sind ein typisches Beispiel die Schmetterlinge. Die Riechzellen der Schmetterlingsfühler sind derart sensibel, dass sie über viele Kilometer hinweg einzelne Geruchsmoleküle ihrer Geschlechtspartner wahrnehmen und diese sodann aufsuchen und finden können. Vergleichsweise brauchen wir Menschen zigtausende von Geruchsmolekülen und können diese mit unserer Nase auch nur auf wenige Meter Distanz gut wahrnehmen.

Jedes der unten genannten Messinstrumente kann nur jeweils einen Aspekt messen. Alle anderen Aspekte bleiben verborgen. (Siehe auch Kathedralenbeispiel Seite 30.)

Meterstab	-	Größe
Waage	-	Gewicht
Tachometer	-	Geschwindigkeit
Spektrometer	-	Lichtwellenlänge/Farbe
Audiometer	-	Hörfähigkeit bestimmter Frequenzen
EEG	-	Hirnströme
Visuell evozierte Potenziale	-	Sehnerven im Gehirn

Was sollen uns diese Beispiele unserer Beschränktheit zeigen? Es lohnt sich, die Heraus-Forderung anzunehmen: Es gibt viel mehr in diesem Universum, als wir sehen können, riechen können, hören können. Es gibt also auch viel mehr als das, was uns sogenannte wissenschaftliche Studien mit den verschiedensten Messinstrumenten messen und als Tatsachen verkaufen. Deswegen habe ich im 6. Kapitel die heutzutage allein seligmachende „evidence based medicine" so kritisiert. Sie beschränkt uns auf einen winzigen Teil dessen, was eigentlich vorhanden ist. Mit jeder Studie, mit jedem Messgerät können wir nur einen einzigen Aspekt erfassen (Kasten siehe oben). Unsere Welt ist unendlich viel reicher, voll tollster Überraschungen, wenn wir nur aus den alten Denkmustern herausgehen.

Energiephysik – Quantenphysik – Zusammenfassung

Einstein sagt: „Wir sind Energiewesen." Die Wahrnehmung unserer Sinnesorgane ist äußerst beschränkt. Auf der Welt und im Universum gibt es viel, viel mehr Realitäten. Die Energiephysik erlaubt es uns, aus der beschränkten Welt der „evidence based medicine" herauszukommen. Unsere Welt ist unendlich viel reicher und voll tollster Überraschungen.

9. KAPITEL

Wissenschaftliche Grundlagen der Medizin, die jeden angeht – Neue Erkenntnisse

Wir haben im letzten Kapitel gesehen, dass unsere Welt unendlich viel reicher, voll tollster Überraschungen ist. Worin besteht nun dieses Reichersein? Worin bestehen nun diese Überraschungen? Schauen wir uns hier die wissenschaftlichen Grundlagen der Physik an:

1. Erkenntnis: Alles ist Energie, alles ist Schwingung.

Früher freuten sich die Forscher, ein neues Teilchen gefunden zu haben, das Atom, das Elektron, das Neutrino usw.

Heute wissen wir, dass wir natürlich ganz konkret aus Atomen bestehen. Dieses alte Wissen ist nicht falsch, es wird aber immer mehr erweitert. Die wichtigste neue Veränderung besteht darin, dass uns weniger die Materieteilchen als vielmehr die damit in Zusammenhang stehenden Energiefelder wichtig sind.

Energiemodell

Hätte der Atomkern Fußballgröße, dann wäre
der Abstand von einem Atomkern zum anderen
20 km

Elektron — Atomkern — Elektron — Atomkern

Magnetfeld   Magnetfeld   Magnetfeld

In der oben gezeigten Zeichnung sehen Sie zwei Atome. Nehmen Sie nun mal das linke Atom. Es besteht aus einem Atomkern, dieser trägt eine positive Ladung, die mit dem Pluszeichen symbolisiert ist. Links außen sehen Sie ein Elektron, das eine negative Ladung trägt und deswegen mit einem Minus gekennzeichnet ist. Dieses Elektron kreist (vereinfacht ausgedrückt) wie der Mond um die Erde um den positiv geladenen Atomkern. Rechts daneben ist ein weiterer mit Plus gekennzeichneter Atomkern eingezeichnet und ein dazugehöriges mit Minus gekennzeichnetes Elektron, was um diesen rechten Atomkern kreist. Aus Abermilliarden solcher Atome besteht unser Körper, bestehen unsere Umwelt, unser Haus, die Steine, die Pflanzen und Tiere, alles!

Wenn elektrische Ladungen im Sinne eines Plus- und eines Minuspols bestehen, bilden sich elektro-magnetische Felder, Magnetfelder. Diese sind, wie in der Physik üblich, in der o.g. Zeichnung mit den entsprechenden Feldlinien dargestellt. Diese Magnetfelder entstehen zwischen allen Plus- und Minusladungen. Sie sehen also auch, dass wir aus Unmengen elektromagnetischer Felder bestehen. Nun müssen wir uns noch die Größenverhältnisse der Teilchen und der Magnetfelder = Energiefelder klarmachen. Da sich diese Größenverhältnisse in einem Buch wie diesem nicht maßstabsgetreu darstellen lassen, will ich Ihnen ein Modell geben, was ebenfalls oben mit der Angabe „20 km" skizziert ist. Stellen Sie sich vor, die Atomkerne sollen so groß wie ein Fußball sein. In diesem Modell wäre dann der Abstand von einem Atomkern zum anderen, d.h. von einem Fußball zum anderen, etwa 20 km. D.h., die Energiefelder zwischen zwei Atomkernen sind 20 km groß. D.h., wir bestehen aus vielen, vielen Milliarden 20 km großen Energiefeldern mit dazwischen gestreuten Atomkernen in der Größe von lediglich einem Fußball. Wenn Sie sich dies vergegenwärtigen, verstehen Sie den o.g. Spruch Einsteins, dass wir Energiewesen sind.

Wenn wir also hauptsächlich aus Energie bestehen, dann ist auch davon auszugehen, dass sich Krankheit und Gesundheit, Vitalität und Lebensfreude, Ängste, Sorgen, aber auch Freude und Glück weniger in den kleinen Fußbällen als vielmehr in den 20 km großen Energiefeldern abspielen werden.

Sie kennen den Spruch: „Wir beide sind auf der gleichen Wellenlänge." Wenn Sie nun wissen, dass sich Energien in Form von Wellen üblicherweise fortpflanzen, und Sie gerade gesehen haben, dass wir Energiewesen sind, so wird Ihnen schnell einleuchten, dass Energiewellen unsere eigenen Energiefelder in unseren eigenen Atomen beeinflussen können.

Sie kennen z.B. in diesem Zusammenhang den Begriff „Elektrosmog": Hiermit meinen wir Energiewellen, die uns negativ beeinflussen, uns Energie rauben, uns sogar krank machen können. Im Kapitel über Energiemedizin werden wir in die Wellenphysik (siehe Seite 115) noch tiefer einsteigen.

Hier soll es für unsere erste neue Erkenntnis genügen, dass wir gelernt haben, dass wir selbst Energiewesen sind und Energiewellen von außen uns beeinflussen können. Da könnte es sein, dass Ihnen gleich noch andere verrückte Gedanken kommen. Nicht nur ich kann durch Energiewellen beeinflusst werden. Kann ich vielleicht auch fremde Atome beeinflussen? Die Atome meines Sohnes? Die der Nachbarin? Die Menschen, die im Gedränge der Fußgängerzone mir entgegenkommen (ohne dass wir zusammenstoßen), oder den Tisch vor mir? Oder die Wolke am Himmel? Und da fallen mir die Regenmacher aus Afrika ein und gleich auch Zauberer und Harry Potter usw. usw.

Stopp.... Bleiben wir erstmal bei den Energiewellen des obigen Atommodells.

Alles, was Wellen macht, kann also die Energie meiner und Ihrer und unserer Atome beeinflussen:

Musik = akustische/Schall-Wellen
Licht = Lichtwellen
Farben = Lichtwellen
Magnetfeldsystem = elektromagnetische Wellen
Kernspintomograph = elektromagnetische Wellen
Röntgenstrahlen = Energiewellen
Weltraumstrahlung = Energiewellen
Gedanken = elektromagnetische Wellen (EEG)

...all das kann das Energieniveau meiner und unserer Atome verändern, schwächen oder stärken, mich so gesund oder krank machen. Dies alles kann meine Vitalität, Kreativität und Leistungsfähigkeit beeinflussen!

Das würde bedeuten, dass Musik nicht nur Freude und positive Gefühle bescheren kann. Musik kann mich auch aggressiv machen. Musik könnte auch heilen!?

Person = per-sonare

personare bedeutet im Lateinischen durchtönen, durchschwingen.

Schon die Römer wussten möglicherweise, dass Menschen aus Schwingungen bestehen und durch Schwingungen beeinflussbar sind.

Gesunde Personen = Harmonie der Schwingungen

Kranke Person = Disharmonie der Schwingungen

Kommen wir jetzt zu einer ganz besonders spannenden Welle, zu unserer zweiten Erkenntnis.

2. Erkenntnis:
Gedankenenergie/geistige Energie steuert alles.

Beginnen wir ganz einfach.

Wer war schon einmal beim Nervenarzt, beim Neurologen? Wurde dort vielleicht ein EEG (= Elektroenzephalogramm = Hirnstromkurvenmessung) durchgeführt? In einem solchen EEG können Sie auf dem Monitor Ihre eigenen Hirn-Energiewellen sehen. Sie könnten dort folgendes Experiment machen: Rechnen Sie unter Zeitdruck von 11713 in 17er-Schritten ganz schnell rückwärts. Es werden sich sehr hektische Gehirnwellen auf dem Monitor zeigen. Träumen Sie anschließend von Ihrem letzten Urlaub, vielleicht vom Bergsee, vom Strand und Sie werden ganz ruhige Wellen sehen. Hier wird am Monitor sichtbar, dass Ihre Gedanken elektromagnetische Wellen sind. Erinnern Sie sich nochmals: Alle Atome, also alle Materie, das Haus, der Busch, der Vogel, aber auch Sie und ich, Ihre Leber, Ihre Immunkörperchen, einfach alles hat diese großen elektromagnetischen Felder, die durch Wellen von außen natürlich beeinflussbar sind.

Hierin steckt ein irrsinniges Potential, das da heißt: Mit meinen Gedankenwellen kann ich (zumindest theoretisch) alles beeinflussen. Damit könnte ich also auch der nächste Harry Potter sein!? Wenn das so einfach ist, warum tun wir es dann nicht einfach?

Dass wir es nicht einfach tun können, hängt auch mit unseren Gedankenwellen zusammen und mit den Gedankenwellen anderer Menschen. Weil unsere Eltern, unsere Mitmenschen, unsere Gesellschaft, unsere Ärzte, unsere Wissenschaftler, alle, alle, alle, weil fast (!) alle (außer den echten Zauberern) wissen, dass Zaubern nicht wirklich funktioniert. Und auch dieses Wissen von all diesen Menschen ist ja eine Gedanken-Welle. Weil wir also alle mit unseren Gedankenwellen glauben, dass wir eigentlich nicht zaubern können, deswegen kann Zaubern auch nicht funktionieren.

Schauen Sie sich nochmals das Kapitel Energiephysik (Seite 49) an, wo es darum ging, wie beschränkt wir mit unserer Wahrnehmung und unseren Sinnesorganen sind. Gerade eben haben wir festgestellt, dass Zaubern nicht funktionieren kann, weil unsere Gedankenwellen und die Gedankenwellen unserer Umwelt unseren Atomen und auch den Atomen unserer Umwelt sagen, dass dies nicht möglich ist. Ist dies nicht ein wenig so, wie wenn wir uns auf das schmale Spektrum des sichtbaren Lichts beschränken und so tun, als ob es kein Ultraviolett und kein Infrarot gäbe?

Noch etwas Interessantes: Dass Gedanken elektromagnetische Wellen sind (siehe EEG), dürfte jetzt klar sein. Funkwellen sind auch elektromagnetische Wellen. Funkwellen haben eine praktisch unendliche Reichweite. Sie werden mit der Entfernung vom Sendemast zwar schwächer, wenn wir aber immer feinere Empfänger (z.B. Hochleistungshandys) verwenden, können wir diese schwächer werdenden Funkwellen praktisch überall empfangen. So können wir sogar auf dem Mars per Funk kleine Roboter spazieren fahren lassen. Toll! Unsere Gedankenwellen können dies schon längst!

Jeder kennt so verblüffende Beispiele aus dem Alltag: Da denke ich gerade an die Nachbarin und schon klingelt diese an der Haustür.
Da denke ich, dass mich Uschi aus Wuppertal schon lange nicht mehr angerufen hat, und schon klingelt das Telefon (die Gedankenwellen Uschis an mich waren schneller als die Telekom!).

Damit scheint uns die Physik auch die theoretische, wissenschaftliche Basis für Telepathie, Hellsehen und Fernheilung zu liefern.

Ich weiß schon, dass ich mit solchen Äußerungen für all diejenigen, die noch nicht tief in die wissenschaftlichen Grundlagen der Physik eines Albert Einstein, Werner Heisenberg, Nils Bohr eingestiegen sind, Gefahr laufe, als verrückter Esoteriker abgestempelt zu werden. Dies ist tatsächlich nicht so! Also lassen wir das mit der Fernheilung (später werde ich Ihnen dazu wissenschaftliche Artikel, veröffentlicht in einer der angesehensten Medizinzeitschriften, dem Lancet, referieren).

Vielleicht gibt es Hobbyfunker unter Ihnen? Hobbyfunker wissen: Wenn man per Funk gut kommunizieren will, muss man dies auf der gleichen Wellenlänge, in der gleichen Frequenz tun. Dasselbe gilt für Sie: Es ist doch naheliegend, dass Ihre eigenen Gedankenwellen und Ihre eigenen Atomenergiefelder Ihres Körpers auf derselben Frequenz schwingen. Damit können Sie sich theoretisch selbst am besten beeinflussen. Später werden Sie dies auch praktisch tun können, wenn Sie die Heraus-Forderung, nämlich heraus aus den alten Denkmustern hin zu diesen neuen Erkenntnissen, vollzogen haben. Bei anderen Menschen ist diese Beeinflussung natürlich schwieriger, weil wir uns dazu zumindest auf deren Wellenlänge einschwingen müssten. Bei unseren Kindern, mit denen wir genetisch verwandt sind, mit denen unsere Atome genetisch verwandt sind, ist dies vielleicht einfacher. Leider beeinflussen wir diese mit unseren Gedanken oft ungünstig: Du kannst dies ja doch nicht, denken wir… und es misslingt! Klar, oder?

Und wenn Sie mit diesem Wissen jetzt ein wenig über Ihren Alltag nachdenken, wird sich vielleicht so manches erklären. Wie oft haben Sie schon gewollt oder unbewusst ganz ungewollt sich selbst und andere beeinflusst?

So manche Hausfrau hat schon einmal gedacht, dass der Kuchen für den angemeldeten Besuch wieder zu trocken werden könnte… und der Kuchen war zu trocken! Gedankenwellen = Funkwellen haben die Energiefelder der Kuchenatome erreicht und beeinflusst. Verrückt? Oder doch nicht verrückt? Esoterik, Hokuspokus? Oder hat das mit Physik zu tun?

Klingt schon ein wenig nach Zauber!? Passt aber vielleicht auch ein wenig in unsere Zeit, in der Harry Potter zum Weltbestseller werden konnte! Vielleicht spüren ja viele Menschen intuitiv, dass es mehr geben muss als nur diese 0.000000001 % der Realität, die unsere Sinnesorgane wahrnehmen. Vielleicht fühlen wir intuitiv, dass es mehr gibt als nur dieses schmale Spektrum des sichtbaren Lichts. Sind Sie auch so neugierig, was es jenseits dieser 0.000000001% unserer Sinnesorgan-Wahrnehmung noch gibt? Und das, was es da noch gibt, ist kein Zauber, es ist Atomphysik, ist Wellenphysik. So spannend ist Physik! Ich beginne sie zu lieben! Sie auch?

3. Erkenntnis: Geistige Impulse schaffen unsere Realität.

Bleiben wir noch bei den Gedanken. Gedanken sind geistige Impulse. Die Physiker sagen: Geistige Impulse schaffen unsere Realität. Jetzt wird's aber wirklich verrückt. Denken Sie!?
Stopp, nein!

Ein Beispiel: Vielleicht sitzen Sie während des Lesens dieses Buches und dieser Zeilen auf einem Sitzmöbel. Welche Farbe hat dieses Sitzmöbel? Welche Form? Welches Material, welche Größe? Hat es ein besonderes Design?
Dieses Sitzmöbel existiert in genau dieser Form nur deswegen, weil ein Designer einen Gedanken hatte, einen geistigen Impuls, genau ein solches Sitzmöbel zu schaffen.

Ein weiteres Beispiel: Haben Sie beim Lesen vielleicht gerade das Licht an? Ist es vielleicht noch eine althergebrachte Glühbirne? Diese Glühbirne existiert nur, weil ein Herr Edison den Gedanken, den geistigen Impuls hatte, eben eine solche Glühbirne zu erschaffen. Dieser Herr Edison und seine Kumpane dachten, dass man mit dem neu erfundenen Strom doch etwas zum Leuchten bringen könnte. Dann wäre man endlich unabhängig von diesen Kerzen, die lästigerweise gerade in den wichtigsten Momenten immer wieder von einem Luftzug ausgeblasen werden. Er dachte, experimentierte, probierte, dachte und schließlich existiert jetzt die Glühbirne, etwas sehr Praktisches.

Und noch ein Beispiel: Vielleicht hatte auch ein Schöpfer-Gott den geistigen Impuls, ein Universum, eine Erde, einen Himmel, Menschen und vieles mehr zu erschaffen, und jetzt existiert es!

Und die Physiker behaupten, dass aus dem Urknall nur deswegen alles hat entstehen können, weil eine Art massiver geistiger Energie dahintersteckt.

D.h. aber auch, dass jeder von uns sich ohne Wenn und Aber tatsächlich seine Wirklichkeit selbst erschafft, also auch Krankheit, Gesundheit, Armut, Reichtum, Freunde, Feinde, Probleme, Lösungen usw. usw.

Natürlich wird sich keiner eine schwere Krankheit selbst schaffen, oder doch? Die Theorie (siehe oben) ist klar: Vieles geschieht hier sicher unbewusst, unterbewusst. Vielleicht ist es wie bei einem Eisberg. Eine kleine Spitze schaut aus dem Wasser; 90% sind unter Wasser (= unter-bewusst) und trotzdem, obwohl unter Wasser, ist dieser Teil des Eisberges der wichtigste Teil; er stabilisiert nämlich diesen Eisberg im Wasser. Nur dank dieses Unterwasseranteils ist dieser Eisberg ein Eisberg. Und so verhält es sich auch mit unserer Krankheit. Sie kann aus dem Unter-Bewussten resultieren (dazu später mehr Seite 176 ff).

Ich möchte Ihnen noch ein sehr handfestes Beispiel geben, das jeder aus eigener Erfahrung kennt:
Stellen Sie sich vor, es ruft Sie jemand an, der Ihnen eine sehr schlimme oder auch sehr freudige Nachricht mitteilt. Das, was bei Ihnen ankommt durchs Telefon, ist eine Information bzw. wird von Ihnen als Gedanke wahrgenommen. Dieser Gedanke, dieser geistige Impuls schafft in Bruchteilen einer Sekunde für Sie bestens fühlbare und wissenschaftlich bestens messbare Realitäten. Ihr Blutdruck steigt kräftig an. Ihr Puls beginnt vielleicht zu rasen, Sie bekommen vielleicht einen roten Kopf, weil sich alle Blutgefäße schlagartig erweitern, oder Sie werden vielleicht blass vor Schreck, weil sich alle Blutgefäße schlagartig verkrampfen. Ihr Stresshormonspiegel steigt im Blut messbar enorm an. Andere Hormone sinken ab. Ihre Magenmuskeln ziehen sich zusammen, so dass Sie ein flaues Gefühl im Magen bekommen. Ihr Immunsystem verändert sich schlagartig und es passiert noch vieles, vieles mehr. Alles, was da passiert, sind nicht von der Hand zu weisende Realitäten, und der Auslöser für diese Realitäten sind geistige Impulse, auch wenn sie nur durchs Telefon kommen, auch wenn

Sie vielleicht nicht einmal der Wahrheit entsprechen, vielleicht sogar nur ein schlechter Scherz waren.

Beispiel Fettnäpfchen: Sie brauchen nur daran zu denken, wie Sie früher einmal in irgendein peinliches Fettnäpfchen getreten sind. Schon entsteht durch diesen Erinnerungs-Gedanken wieder dieselbe oder eine ähnliche Realität, wie Sie sie damals erlebt hatten, als Sie tatsächlich ins Fettnäpfchen getreten waren: roter Kopf, Herzklopfen, peinliche Unsicherheit...

Beispiel Lieblingsgericht: Es genügt, ein Bild Ihres Lieblingsgerichtes zu sehen oder auch nur daran zu denken, und schon schafft Ihr Körper die dazugehörige Realität. Er beginnt Speichel im Mund fließen zu lassen, sodass Sie schlucken müssen, es beginnt vielleicht der Magen zu knurren, weil die Säureproduktion bereits eingesetzt hat.

Also: Geistige Impulse schaffen tatsächlich unsere Realität.

Weiter oben sprachen wir über die unangenehme Wahrheit, dass wir dann natürlich auch unsere Krankheiten letztendlich – wenn auch oft unterbewusst – selbst erschaffen.

Aber nehmen wir doch einfach die frohe Botschaft: Mit unseren eigenen Gedankenimpulsen können wir unsere Gesundheit beeinflussen! Übrigens kann dies jeder, jeder kann es so, wie er will.

Um Ihre Bedenken gleich vorwegzunehmen. Oft gelingt es nicht. Wir werden an einer späteren Stelle im Buch darüber zu sprechen haben, warum es nicht gelingt. Aber schon so viel einmal vorab. Es gelingt immer dann nicht, wenn wir es nicht wirklich glauben, wenn wir Zweifel haben. (Siehe hierzu Seite 99ff.)

Wie kann ich also z.B. relativ einfach mit meinen Gedanken meine Gesundheit beeinflussen: Ich kann der Aspirintablette gedanklich die Macht geben, mich schnell vom Kopfschmerz zu befreien. Ich kann einer erlernten Mentaltechnik diese Kraft geben, ich kann ebenso diese Kraft einem Spaziergang in der frischen Luft oder einer Heilerin geben. Jeder von uns hat eine tolle Auswahl zur Verfügung, jeder sein eigenes Sortiment, mit dem er gute Erfahrungen gemacht hat. Nach Lust und Laune können Sie Ihr Sortiment neugierig erweitern oder auch etwas wegkürzen. Sie sind der Herr in Ihrem Haus! Und am Ende dieses Buches könnte es sein, dass Sie noch die eine oder andere Methode für Ihr Sortiment dazu kennengelernt haben.

Letztendlich kommt es darauf an, dass etwas wirkt. Damit schaffen wir eine neue Wirklichkeit, eine neue Realität. Materie ist in unserem alten Denken etwas Festes, etwas Statisches. Jetzt haben wir die Materie als etwas Energetisches kennengelernt. Deswegen sagt Einstein zu Recht, dass wir Menschen Energiewesen sind. Auf dieser wissenschaftlichen Basis können also vielerlei Energiewellen von außen auf uns einwirken. Andererseits stellen auch unsere Gedanken Energiewellen dar, die wir nach außen abgeben können. Diese Gedanken bzw. Geistesimpulse können sogar Neues entstehen lassen, neue Realitäten Wirklichkeit werden lassen, wie es die obigen Beispiele vom Stuhldesigner und der Glühbirne zeigen. Genauso können neue Gesundheiten entstehen. Das alles zeigt, dass Wirkungen letztendlich nicht eine materielle Basis, sondern eine energetische Basis haben.

Ich möchte Ihnen hierzu noch zur Untermauerung zwei weitere Beispiele aufzeigen:

Erstes Beispiel: Das perfekteste Auto (= Materie) der Welt kann nicht fahren und all seine Vorzüge ausspielen, wenn nicht eine Art Intelligenz/geistiger Impuls dieses Auto steuert. Es ist also ein Mensch mit seiner Intelligenz erforderlich, der das Auto startet, Gas gibt und wieder bremst. Materie alleine ohne diesen energetischen Aspekt wäre wirklich tot.
Zweites Beispiel: In diesem zweiten Beispiel geht es um Liebe. Dieses Beispiel mit der Liebe zeigt, dass letztendlich Materie gar nicht vorhanden sein muss. Liebe bezieht sich nämlich nicht auf die Materie des geliebten Menschen, es ist etwas zwischen der Materie, zwischen den Menschen. Lieben ist auch möglich, wenn die Materie des Liebesobjektes gar nicht da ist.

Liebe kann auch noch real vorhanden sein, wenn der geliebte Mensch (=Materie) schon längst verstorben ist. Liebe ist damit eine Energie, eine Energiewelle mit gigantischer Wirkung. Liebe ist wahrscheinlich die stärkste Energie, die wir überhaupt kennen. Liebe kann wie eine Funkwelle unendlich unterwegs sein und bedarf dazu keiner Materie! Liebe ist damit wie eine Funkwelle, aber unendlicher, unsterblicher.

Fazit:

Geist ist stärker als Materie.
Geist steht über Materie.
Geist formt Materie.
Geist ist Ursprung aller Materie.
Geist agiert. Materie reagiert nur.
Ihr Geist verändert Ihren Körper.

---

4. Erkenntnis: Die Stringtheorie (für Science-Fiction-Interessierte)

Die modernen Physiker haben Rechenmodelle gefunden, mit denen man das Funktionieren unserer Welt, das, „was die Welt im Innersten zusammenhält", (Goethe) mit Formeln berechnen und beschreiben kann. Hierzu benötigen Sie aber zehn Dimensionen.

Wir alle können uns noch gut die drei Dimensionen des Raumes vorstellen. Wir können vielleicht als vierte Dimension noch die Zeit verstehen, doch dann wird es schwierig.

Was ich Ihnen damit zeigen will, ist, dass es viel, viel, viel mehr gibt als das, was wir mit unseren Sinnesorganen und mit unserem gegenwärtigen Denken registrieren können. Es gibt 99,9999999% mehr als das, was wir uns derzeit vorstellen und erfassen können. Es gibt weit mehr als das schmale Spektrum des sichtbaren Lichtes, Sie erinnern sich. (Siehe hierzu Seite 49-53.)

Auch hier könnten Sie einwenden, dass ich in optimistischen Fantastereien schwelge. Nein! Denken Sie doch einmal zweihundert Jahre zurück: Da gab es kein Penicillin, keinen Operationssaal, keine Narkose; ja fast alles, was wir heute in unserer Medizin als selbstverständlich erachten, gab es nicht. Noch vor 80 Jahren konnte sich niemand vorstellen, dass in jedem Haushalt ein Computer steht, dass es ein Internet gibt und in Sekundenschnelle jeder mit jedem kommunizieren kann. Ebenso wenig konnte man sich vorstellen, in kurzer Zeit mit einem Überschallflugzeug um unseren Erdball fliegen zu können. Wenn Jules Vernes Romane schrieb, wie „In achtzig Tagen um die Welt", war dies Science-Fiction. „Peterchens Mondfahrt" war ein Märchen; heute ist uns der Mond zu nahe, wir lassen Roboter auf dem Mars spazieren fahren! Die Liste ließe sich unendlich fortsetzen, Laserlicht, Supraleitung, Handys… und was haben zehn Dimensionen und Stringtheorie mit der **Medizin, die jeden angeht,** zu tun? Es ist einfach nur eine Idee aus der Physikwissenschaft, eine Parallele aus der Physikwissenschaft, die uns zeigt, dass es noch viele, neue, bisher völlig unerkannte Möglichkeiten auch in der Medizin gibt.

Weiterhin kann uns dieses kurze Kapitel zeigen, dass – wie Jules Vernes Science-Fiction-Romane, die inzwischen längst in der Realität übertroffen wurden – auch Dinge in der Medizin sich so ereignen können. Vieles, was wir heute als nicht wissenschaftlich gesichert, als unglaublich abstempeln, könnte in Zukunft eine selbstverständliche Methode zur Therapie oder Gesunderhaltung sein!

5. Erkenntnis: Hologramme und Quantensuppe

Quantensuppe:

Es könnte sein, dass diese Suppe etwas schwer verdaulich ist. Deswegen lade ich Sie ein, dass wir Sie zusammen auslöffeln.

Die Physiker sagen, dass beim Urknall alles, alles, alles entstanden ist. Das sagen die Physiker, weil es laut deren Berechnungen eigentlich keine Zeit gibt. Alles muss also da sein, es kann ja nicht später dazugekommen sein, wenn es keine Zeit gibt.
Das mit der Zeit lassen wir aber lieber weg; das versteht sowieso keiner.

Aber die Quantensuppe ist vorstellbar; die Indianer nennen dieses alles Vorhandene „großer Geist/großer Ozean"; im fernen Osten nennt man es „Dao"; die Christen sprechen von „Gottes Schöpfung".

Der Begriff Quantensuppe meint, dass alles im Universum eins ist. Der Begriff der Quantensuppe meint auch, dass alles zusammenhängt, es ist nur eine Suppe da. In dieser Suppe sind alle Möglichkeiten beinhaltet und jeder kann in seinem Leben das herauslöffeln, was er herauszulöffeln im Stande ist oder was er herauslöffeln möchte, was er sucht, um es herauszulöffeln. In dieser Suppe sind wir Menschen, alle Steine, alle Pflanzen, alle Tiere, alle Luft, alles Wasser. Nachdem alles zu einer Suppe gehört, hängt alles zusammen und auch alle Gegensätze sind in dieser Suppe beinhaltet, schwarz und weiß, hell und dunkel, gut und böse, krank und gesund, alles ist Bestandteil der Suppe. Es ist alles ein und dasselbe, nur unterschiedlich beobachtet, quasi wie zwei Seiten einer Medaille.

Dieser große Geist, diese eine Quantensuppe, impliziert noch etwas Wunderbares: Wir hängen alle zusammen, wir sind alle voneinander abhängig. Sollten wir Menschen es schaffen, dies wirklich einmal einzusehen, zu verstehen und auch gefühlsmäßig zu verinnerlichen, wäre dies genial: Wir würden keine Kriege mehr führen. Wir würden uns gegenseitig nicht mehr verletzen. Wir würden respektvoll miteinander umgehen. Wir würden uns gegenseitig helfen. Denn wenn ich dem anderen helfe, hilft dieser auch wiederum mir selbst. Hier muss ich wieder an die Weisheit der Indianer denken. Sie haben offensichtlich das Prinzip der Quantensuppe verstanden: Warum sonst sollten sie ein Tier um Einverständnis fragen, bevor sie es jagen und töten, um sich ernähren zu können? Warum sonst jagen sie keine Tiere nur aus Vergnügen? Warum sonst kommunizieren sie mit einer Pflanze, bevor sie sie abpflücken, um sie als Heilmittel zu verwenden?

Und da es eine Suppe ist und jedes Suppenteilchen mit jedem Suppenteilchen zusammenhängt und alle miteinander verbunden sind, hat auch jedes Suppenteilchen alle vorhandenen Informationen. Das heißt, jedes Suppenteilchen weiß alles. Jedes Suppenteilchen hat alle Information der gesamten Suppe. Diese Tatsache kann gut mit dem Bild eines Hologramms beschrieben werden.

Hologramm:

Ich möchte Ihnen den Begriff des Hologramms mit folgendem Beispiel erklären: Nehmen Sie ein schönes Landschaftsfoto her und zerschneiden Sie es in viele kleine Teilchen. Sie haben dann viele Puzzleteilchen, auf denen immer nur ein kleines Detail zu sehen ist. Ein Stückchen Strand, ein Stückchen Meer, vielleicht ein Teil einer Person, ein Teil eines Gebäudes usw.

Wäre dieses Bild ein Hologramm und Sie würden es ebenso zerschneiden, dann wäre in jedem Puzzleteilchen das gesamte Bild zu sehen, also der Strand und das Meer und das Haus und die Person, alles in jedem einzelnen Teilchen. Genauso, wie jedes Suppenteilchen der Quantensuppe die gesamte Information und nicht nur Teile davon enthält.

Auf die Medizin und meinen Körper umgemünzt bedeutet dies, auch in meiner Leber, in meiner Bandscheibe, in mir steckt alles Potenzial: nicht nur krank oder kaputt sein, sondern auch gesund zu sein, funktionsfähig zu sein, supertoll zu sein; alle Qualitäten, Positives wie Negatives sind gleichzeitig vorhanden.

Ob ich mich als krank oder gesund fühle, ob ich krank oder gesund bin, hängt also wiederum von mir selbst ab.

Es hängt davon ab, mit welchen Gedankenimpulsen ich die Suppe auslöffle und welche Gedankenimpulse damit für mich Wirklichkeit, Realität werden. (Dazu erfahren Sie noch viel mehr im Kapitel über den 1000- Programme-Fernseher Seite 72f. und 83-92).

Zwei Phänomene spielen hier noch eine spannende Rolle. Deswegen wollen wir uns diese beiden Phänomene im Folgenden gleich noch ansehen:
* den Beobachtungseffekt und
* die Geschichte mit den parallelen Universen oder dem Fernseher mit den tausend Programmen.

6. Erkenntnis: Beobachtungseffekt

Unser menschliches Gehirn muss sich immer für eine Seite entscheiden:
* für schwarz oder weiß,
* für hell oder dunkel.

Wenn ich also meine Beobachtung, meinen entsprechenden Gedanken auf eine Krankheit, auf ein defektes Organ (=schwarz) richte, dann zementiere ich diesen schwarzen Zustand. Mit jeder Hinwendung und Beobachtung zementiere ich diesen Zustand mehr und mehr. Schließlich habe ich unter Umständen gar nicht mehr die Chance, auch die helle Seite zu sehen oder auch nur zu ahnen. Ich habe für mich die Gewissheit, dauerhaft, vielleicht auch unheilbar an dieser Stelle krank (=schwarz) zu sein.

Liebe Leser, Sie wissen inzwischen aber, dass in der Quantensuppe alles enthalten ist. Für Sie ist es inzwischen nachvollziehbar, ja vielleicht sogar selbstverständlich, dass alle Medaillen in der Quantensuppe ihre zwei Seiten haben und deswegen dennoch Teil dieser einen Suppe sein können.
Alleine durch diese Erkenntnis haben Sie einen gigantischen Vorteil gegenüber vielen anderen Menschen. Sie wissen sicher: Wo schwarz ist, ist auch weiß! Sie wissen, es kommt letztendlich nur auf die Art Ihrer Beobachtung an, und im nächsten Kapitel werden Sie nochmals deutlicher lernen, dass Sie sogar die Wahl haben, welche Seite Sie sich ansehen, welches Fernsehprogramm bzw. welches Paralleluniversum Sie auswählen.

Aber jetzt zurück zu unserem defekten Organ, zu unserem Beobachtungseffekt. Was ist beispielhaft damit gemeint?

Sie selbst
spüren zum Beispiel Ihren Rückenschmerz, Sie lenken Ihre Beobachtung darauf, immer wieder und immer wieder, Tag für Tag, sie verstärken durch Ihre Beobachtung sogar diesen Schmerz.

Ihre Frau registriert, dass Sie an Ihrem Rückenschmerz leiden, sie leidet mit. Sie sendet zusätzliche Gedankenenergie zu den Atomen Ihres Rückens. Sie verstärkt dieses Gefühl.

Ihr Hausarzt erfährt von Ihren Rückenschmerzen, beschäftigt sich damit, richtet seine Beobachtung darauf, verstärkt das Problem.

Ihr Medikamentenbeipackzettel eines geeigneten Rückenschmerzmedikamentes beschreibt erneut die Schmerzproblematik und noch dazu ein paar mögliche Nebenwirkungen und Komplikationen; das Problem wird verstärkt.

Ihr Röntgenarzt verstärkt das Problem.

Ihr Orthopäde zementiert es weiter.

Ihr Chirurg verschlimmert die Erkrankung.

Ihre Krankengymnastin legt auch ihre Beachtung auf die Krankheit.

Ihre Rehaeinrichtung führt das Werk der Physiotherapeutin fort.

Ihre Verwandten und Bekannten verschlimmern – obwohl ihr Mitleid gut gemeint ist – Ihre Erkrankung.

Wen wundert es, wenn durch so viel Beobachtung und Verstärkung eine Realität zementiert wird?
Sie haben inzwischen ja schon viel gelernt, über Gedankenwellen, über Materie, die eigentlich Energie ist. Sie wissen, dass Sie durch Ihre eigenen Gedankenwellen, Ihre eigene Materie (im obigen Beispiel den Rücken) beeinflussen können. Sie wissen auch, dass andere Menschen mit ihrer Gedankenenergie unter Umständen auch Ihre Materie beeinflussen können (im obigen Beispiel der Hausarzt, der Röntgenarzt, der Orthopäde…). Insofern sind wir Ärzte unbewusst Zauberer, die meisten von uns aber eher Zauberer der schwarzen Magie, da wir durch unser Tun und Denken Symptome und Krankheiten zementieren können.

Wie müsste es anders aussehen?
Wir müssen unser Krankheitswesen aufgeben.

Wir brauchen eine Gesundheits-Kultur!

Sie, als Leser dieses Buches, sind praktisch einer der Gärtner, die dieses noch sehr kleine Pflänzchen einer Gesundheits-Kultur pflegen und zum Wachsen bringen.

Lassen Sie uns das obige Rückenschmerzbeispiel einmal exemplarisch durchspielen:
Ihr Rücken schmerzt. Es ist gut, dass Sie dies mit Ihren Sinnen wahr-nehmen. Sie nehmen dies an. Vielleicht danken Sie sogar dem Universum, Ihrem Geist, Ihrer Seele, der Quantensuppe für diesen Hinweis. Sie versuchen dieses körperliche Warnzeichen ernst zu nehmen. Sie versuchen Ursachen zu finden und darüber nachzudenken. Vielleicht führen Sie hierzu eine Art Zwiegespräch mit Ihrem Rückenschmerz.
In einem freundlichen und geduldigen Gespräch wird er Ihnen schon verraten, weswegen er Sie aufmerksam werden ließ. Wie geht's nun weiter im Sinne der **Medizin, die jeden angeht?** Sie wissen, welche wichtige Rolle der Beobachtungseffekt spielt. Darum gehen Sie nicht von Arzt zu Arzt. Sie tun dies nicht, weil Sie wissen, dass jeder Arzt seine Beobachtung auf das Kranke, auf das Defekte, auf die dunkle Seite Ihres Symptoms lenkt. Sie erzählen nichts Ihren Verwandten und Bekannten von Ihrem Rückenschmerz; zumindest erzählen Sie diesen so lange nichts, bis diese nicht auch dieses Buch gelesen und verinnerlicht haben. Sie lesen auch nicht den Beipackzettel der Rückenschmerztabletten, da auch dieser Beipackzettel den Fokus auf das Schmerzgeschehen lenkt und dieses so weiter zementiert. Sie be-wirken etwas, indem Sie zum Beispiel sich neue Verhaltensweisen angewöhnen, die rückenfreundlich sind; vielleicht besorgen Sie sich einen neuen Bürostuhl; vielleicht optimieren Sie Ihren Arbeitsplatz; vielleicht beginnen Sie mit einem Ausgleichssport; damit gewinnen Sie noch Entspannung, bekommen beim Sporttreiben den Kopf frei, mindern Ihren Stress, mindern damit Ihr Herzinfarkt- und Magengeschwürrisiko. Und Sie sehen schon, damit erreicht Ihre Seele über das kleine Symptom Rückenschmerz, dass vieles in Ihrem Leben und damit sogar in allen Lebensbereichen besser wird.
Warum in allen Lebensbereichen? Wenn Sie weniger Rückenschmerz haben, sind Sie wieder ein beliebterer Partner in vielen sozialen Bereichen. Sie können mit Ihrem/r Partner/in wieder mehr unternehmen. Sie sind beruflich leistungsfähiger und haben damit auch möglicherweise wieder mehr wirtschaftlichen Erfolg usw. usw..

Natürlich kann und soll dieses Buch niemals einen Arztbesuch ersetzen. Doch alles, was bisher angesprochen wurde in unserem Beispiel, können Sie wirklich selbst tun. Sollten Sie dann beschwerdefrei sein, ist der Arztbesuch offensichtlich unnötig. Sollten Sie nicht ganz zurechtkommen, so wäre es wünschenswert, dass Sie einen Hausarzt oder Heilpraktiker als Ansprechpartner finden, der dieses Buch auch kennt, der diese Inhalte versteht, umsetzen kann und lebt. Mit diesem Gesundheitspartner würden Sie dann entscheiden, ob eventuell doch eine Röntgenaufnahme erforderlich ist und welchen positiven Nutzen Sie für Ihren Heilprozess haben werden (weiße Seite der Medaille).

Mit diesem Gesundheitspartner würden Sie dann visualisieren, was sie durch einen gesunden, fitten Rücken gewinnen werden, welche Vorteile Sie zukünftig haben werden. Damit werden Sie so viel eigene Gedankenenergie zu Ihren eigenen Atomen schicken, dass Sie eine neue Realität schaffen, die Realität der weißen Seite der Medaille, die Realität der Gesundheit Ihres Rückens.

Dieses Beispiel können Sie für alle gesundheitlichen und auch sonstigen Probleme in Ihrem Leben ummünzen: Beispiele könnten sein: Ihre Allergien, Ihr Heuschnupfen, Ihre Kniegelenksbeschwerden, Ihr Bluthochdruck, natürlich auch ernstere oder dramatischere Erkrankungen wie chronisches Rheuma, Asthma oder Krebserkrankungen.

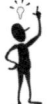 **Übung:**

Was beschäftigt Sie gerade gesundheitlich, im Beruf, in der Familie? Spielen Sie diese Beispiele schriftlich analog dem obigen Rückenbeispiel durch.
Sie werden in den meisten Fällen tolle Wirkungen erleben, schon jetzt!

Beziehen Sie in diese Übung gedanklich auch das Wissen aus der Erkenntnis 7 und 8 zum Thema „Wirkung" mit ein.

7. Erkenntnis: Paralleluniversen (Tausend-Programme-Fernseher)

Sie erinnern sich an das Thema mit der Quantensuppe (Erkenntnis 5). In dieser Quantensuppe ist ja alles schon vorhanden. Seit dem Urknall/der Schöpfung ist alles da. Durch unser Wirken bzw. unser Tun bzw. unser Denken bestimmen wir, was gerade unsere Realität ist:

- gesund oder krank
- Mittelalter oder Raumfahrttechnik
- Pferdeschlitten oder beamen
- hell oder dunkel

Die Physiker sprechen hier von parallelen Universen. Damit ist gemeint, dass selbst Gegensätze gleichzeitig, halt in parallelen Universen, vorhanden sind. Es gelingt uns schon schwer, dass wir uns unser wissenschaftlich bekanntes Universum in all seinen Dimensionen vorstellen; umso schwieriger ist es, sich jetzt auch noch Millionen von parallelen Universen vorstellen zu sollen. Deswegen möchte ich Ihnen einen Vergleich aus Ihrem persönlichen Umfeld anbieten:

Ihr geliebter Fernseher!

Stellen Sie sich vor, Sie haben einen Fernseher mit tausend Fernsehprogrammen. Solange dieser Fernseher nicht angeschaltet ist, beinhaltet er tatsächlich alle tausend Fernsehprogramme, kein Zweifel! Es ist ja schließlich ein moderner Tausend-Programme-Fernseher. In unserem Vergleich steht der Fernseher für die Quantensuppe mit ihren unzähligen Realitäten, die hier alle parallel vorhanden sind; in unserem Vergleich steht er für all die parallelen Universen. Alles ist in Ihrem Fernseher vorhanden. Nun können Sie durch Ihre Gedankenenergie durch einen geistigen Impuls entscheiden, dass Sie etwas tun, dass Sie etwas be-wirken. Sie bewirken, dass Sie in diesem Fernseher das erste Programm einschalten. Ihr eigener Gedankenimpuls war die Ursache für das Einschalten. Das Einschalten hat seine Wirkung gezeigt, indem nun das erste Programm auf der Mattscheibe flimmert. Dieses erste Programm ist damit durch Ihre Gedankenenergie, Ihren geistigen Impuls und durch Ihr Wirken zu Ihrer momentanen Realität geworden. In diesem Moment ist aber auch nur dieses erste Programm Ihre Realität. Die anderen 999 Programme sind zwar in diesem Fernseher vorhanden, wie Sie wissen; jetzt aber, da Sie sich für das erste Programm entschieden haben durch Ihr Wirken, ist dies Ihre Realität. Andererseits können Sie durch einen neuen Gedankenimpuls, durch neues Wirken, eine neue Realität schaffen, nämlich ein gänzlich anderes Programm wählen.

Ein schönes und einfaches Bild, das auch für alles, alles andere in Ihrem Leben gilt: So können Sie entscheiden, ob Sie über Ihren schmerzhaften Rücken mit Ihrem Partner, Ihren Verwandten sprechen, ob Sie zum Röntgen gehen, die Beipackzettel der Schmerztabletten lesen, ob Sie zusätzlich sicherheitshalber noch den Orthopäden und den Neurochirurgen aufsuchen, ob Sie zur Krankengymnastik und zur Reha gehen.
Oder ob Sie den Rückenschmerz als Signal annehmen, in einer Visualisierungsübung mit ihm sprechen und Lösungen suchen.

Es ist doch supertoll, welche Freiheiten und Möglichkeiten Sie haben, jeder von Ihnen, egal, ob Universitätsprofessor oder Arbeiter, egal, ob Milliardär oder armer Schlucker.

Genauso können Sie mit Ihren finanziellen Sorgen umgehen, mit Ihren beruflichen Schwierigkeiten, mit Nachbarschaftsproblemen, mit Umweltkatastrophen usw., usw.

Das klingt doch gar nicht so schwierig! Da könnte man doch beginnen, ein wenig damit zu üben! Da könnten Sie vielleicht zunächst mit einfachen, kleinen Problemchen üben! Sie wissen ja, Übung macht den Meister!

Mit dieser Vorgehensweise können Sie tatsächlich Unglaubliches be- wirken!

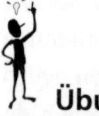

Übung:

Schreiben Sie Probleme aus verschiedene Lebensbereichen auf und schreiben Sie daneben, das (Fernseh-/ Zukunfts-) Programm, das Sie für die Zukunft ab sofort hierfür einschalten wollen. Beschreiben sie das neue Programm möglichst ausführlich.

Wenn Sie Übung mit Mental- und Visualisierungstechniken haben, können Sie den Effekt potenzieren, indem Sie im Entspannungszustand dieses positive Zukunftsprogramm mit   allen Sinnen erleben.

8. Erkenntnis: Wirk-ung statt Wahr-heit

Lesen Sie zum Einstieg in dieses Thema nochmals die Charakterisierung von Wirklichkeit und Wahrheit im Kasten auf Seite 15.

Sie haben in den vorausgehenden Kapiteln sicherlich bemerkt, dass ich Worte, in denen das Wörtchen „wirken" in irgendeiner Art und Weise vorkommt, mit Gedankenstrichen zerlegt oder unterstrichen habe, damit Ihnen diese Wortwurzel „wirken" stets auffällt. Sie haben wahrscheinlich auch bemerkt, dass dieser Begriff „wirken" und „Wirklichkeit" besonders oft auftaucht. Ja! Einfach deswegen, weil es letztendlich nur darauf ankommt, dass etwas wirkt.

Wenn bei mir persönlich gegen Kopfschmerzen Aspirin nicht wirkt, ist es für mich wertlos.

Wenn bei mir persönlich Akupunktur nicht wirkt, ist sie für mich wertlos.

Wenn noch so teurer Riesling bei mir keinen persönlichen Genuss bewirkt, ist er für mich wertlos.

O weh – O weh…. Und was ist mit der Wahrheit? Haben wir nicht gelernt, dass Wahrheit ein besonders hohes Gut ist, dass man immer die Wahrheit sagen muss? Ja, ja; kann man ja, aber es gibt tausend Wahrheiten, wie es tausend Fernsehprogramme gibt. Es gibt unendlich viele Wahrheiten, wie es unendlich viele Möglichkeiten in der Quantensuppe gibt. Jeder kann sich doch sein Programm, sein Universum einschalten, wie er will; dieses Programm ist dann seine Wahrheit.

Es ist lediglich so, dass in bestimmten Kulturkreisen bestimmte Wahrheiten Gültigkeit haben; in den jeweiligen Kulturkreisen sind quasi ganz bestimmte Programme „in". Fremde Programme sind vielleicht sogar verboten.

Um der Wahrheit willen werden sogar Kriege geführt:

- USA gegen Irak
- Westliches Denken gegen östliches Denken
- Schulmedizin gegen Naturheilkunde
- Theismus gegen Atheismus
- Kapitalismus gegen Kommunismus
- usw. usw...

Das Wesen wirklich gelebter menschlicher Freiheit würde demnach bedeuten, dass jeder das Recht hat, aus der Quantensuppe, aus den parallelen Universen, aus den tausend Fernsehprogrammen das auszuwählen, was für ihn die beste Wirk-ung zeigt, westliches Denken oder östliches Denken, Schulmedizin oder Naturheilkunde, Theismus oder Atheismus.

Wenn wir uns dann noch bewusst sind, dass dies alles Teil der gleichen Quantensuppe ist, dass wir alle innerhalb dieser Quantensuppe miteinander zu tun haben, dann würden wir auch mit Respekt und Verantwortung miteinander umgehen und akzeptieren, dass jeder das Programm seiner Wahl nach seinem Belieben anschalten darf, dass das so in Ordnung ist... und schon wäre Frieden auf der Welt.

Und schon gäbe es weniger Streit!

Auch Goethes „Faust" kennt dieses Wahrheits- Dilemma, als er im hochgewölbten, engen gotischen Zimmer unruhig auf seinem Sessel und am Pulte spricht:

„Habe nun ach! Philosophie,
Juristerei und Medizin
Und leider auch Theologie
Durchaus studiert, mit heißem Bemühn.
Da stehe ich nun, ich armer Tor,
und bin so klug als wie zuvor!
Heiße Magister, heiße Doktor gar und ziehe schon an die zehen Jahr
herauf, herab und quer und krumm,
meine Schüler an der Nase herum -
und sehe, dass wir nichts wissen können!"

In Wahrheit kommt es immer nur auf die Wirkung an. Ein toller Satz! Es kommt also darauf an, dass etwas wirklich eine Wirkung hat. Dann bewegt sich etwas, dann kommt etwas in Gang.

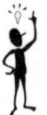

Ein Übungsbeispiel:

Bei der nächsten größeren Familienfeier oder Menschenansammlung bitten Sie einmal 20 – 30 Menschen sich neben- und voreinander aufzustellen. Mit dem rechten Arm berührt jeder die linke Schulter des Nachbarn. Mit dem linken Arm die Schulter des Vordermanns. So entsteht ein eng verbundenes Gitternetz. Wenn alle Arme und Körper straffe Verbindung haben und auch nur einer an einer Ecke etwas ins Wanken gerät oder sich bewegt, so kommen alle 30 Personen in Bewegung. Alles ist mit allem verbunden, jeder wirkt auf jeden, auch weit entfernt, auch ohne selbst unbedingt davon zu wissen, auch ohne es selbst zu wollen.

Eine spannende Erfahrung! Machen Sie doch beim nächsten Kindergeburtstag ein Spiel daraus!

Noch ein Beispiel aus meiner Bergerfahrung:
Ein wunderschöner, jungfräulicher, im Sonnenlicht glitzernder Neuschneehang. Ein Pulverschneekristall neben dem anderen, alle miteinander verbunden. Wenn diese Kristalle nun nur labil verbunden sind, genügt in diesem großen Schneehang der Tritt mit meinem Ski, dass eine enorme Wirkung, eine riesige Lawine entsteht. Es ist nicht der Ski (die Materie), es ist der Tritt, der die Wirkung (Lawine) be-wirkt.

Halt! Die eigentliche Ursache für die Lawine ist auch nicht der Tritt in den Schneehang (Wirkung), sondern mein Geist. Mein Geist hat sich entschlossen, in den Hang hineinzufahren. Dieser geistige Impuls (siehe hierzu auch S. 60ff.) hat eine enorme Wirkung auf der Ebene der Materie (Lawine) verursacht.

Die modernen Physiker haben deswegen im Gegensatz zu uns „normalen" Menschen längst dieses materielle Denken verlassen. Materieteilchen (Atome, Neutronen, Protonen usw.) sind gar nicht so wichtig. Wichtiger für das Verständnis unserer Welt, auch unseres Menschseins und unserer Krankheiten und Gesundheiten sind energetische und geistige Aspekte. Also nicht die (Materie-) Teilchen, sondern eher die „Wirkchen" (Energie) oder „Passierchen" (Geist). Sie wählen mit Ihrem geistigen Impuls also letztendlich aus, was bezüglich Ihrer Krankheiten und Gesundheiten wirken soll, und werden so zum Schöpfer Ihrer Realität.

Welches die wesentlichen Programme der **Medizin, die jeden angeht,** sind, werden wir in Kürze uns ansehen. Sie wissen jetzt schon: Ganz egal, welches Programm Sie wählen, wenn es für Sie wirkt, ist es für Sie in Ordnung!

9. Erkenntnis: Kausalität und A-Kausalität

Noch etwas Neues: Wir aufgeklärte, wissenschaftlich denkende Menschen denken immer kausal. Auch all unsere medizinischen Studien beruhen auf diesem Kausalitätsprinzip.

Solch kausales Denken funktioniert immer nach dem Wenn-Dann-Prinzip:

Wenn es regnet, dann werde ich nass.
Wenn ich nass bin, dann werde ich krank.
Wenn ich krank bin, dann muss ich zum Arzt.
usw., usw…

Alle östlichen Philosophien und viele Naturvölker denken anders; sie denken im System der A-Kausalität, also in einem System, wo Kausalität nicht wichtig ist, keine Rolle spielt. Sie denken und fühlen in etwa folgendermaßen:

Es ist, wie es ist!
Es ist in Ordnung, wie es ist!
Es hat in der großen Quantensuppe seine Ordnung, wenn mir so etwas zufällt!
Es regnet. (…und damit basta!)

Es könnte klug sein, öfters das A-Kausalitätsprogramm zu wählen. Wir könnten uns viel Zeit und Energie und in vielen Fällen auch viel Geld sparen, wenn wir nicht nach dem Warum, mit teuren diagnostischen Apparaten nach den Ursachen suchen.

Wenn wir dieses A-Kausalitäts-Prinzip akzeptieren, könnten wir immer gleich sofort damit beginnen, die Lösung umzusetzen. Wir könnten die Energie für das Suchen des Warum sofort nutzen, um Lösungen zu finden. Lösungen nach dem Motto:

- Was muss ich tun, damit es mir besser geht?
- Wie kann ich meine Energie einsetzen, damit ich möglichst schnell gesund bin?
- Was kann ich Positives für meine Beziehung tun?
- Wie kann ich meine Energie in bessere Beziehungen am Arbeitsplatz investieren, usw. usw.

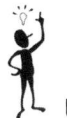

Übung:

Notieren Sie einige, aktuelle Probleme.

Betrachten Sie dann zu jedem Problem die vier obengenannten W-Fragen. Ggf. passen Sie die Fragen Ihren Problemen entsprechend an.

Eine wichtige Übung, die Sie weiter heraus aus alten Denkmustern führt!

Wissenschaftliche Grundlagen der Medizin, die jeden angeht – Neue Erkenntnisse – Zusammenfassung

1. Alles ist Energie, alles ist Schwingung.

Die moderne Physik hat herausgefunden, dass die Materieteilchen der Atome weit weniger Bedeutung für das Funktionieren unserer Welt haben als die Energien, die zwischen diesen Teilchen wirken. Es sind dies im Wesentlichen elektromagnetische Energiefelder, elektromagnetische Wellen. Diese können durch entsprechende elektromagnetische Wellen von außen auch beeinflusst werden (Lichtwellen, Magnetfeldwellen, Elektrosmog..).

2. Gedankenenergie/Geistige Energie steuert alles.

Auch unsere Gedanken sind elektromagnetische Wellen, was mit einem Elektroenzephalogramm beim Nervenarzt oder mit PET-Untersuchungen gut nachgewiesen werden kann. Gedankenwellen funktionieren wie Funkwellen, können sich unendlich ausbreiten. Damit können Gedankenwellen uns selbst, unsere eigenen Atome, aber auch möglicherweise andere Menschen beeinflussen. Selbst Telepathie und Fernheilung könnten mit diesem Modell erklärt werden.

3. Geistige Impulse schaffen unsere Realität (= Wirk-lichkeit).

Damit etwas entsteht, sind Gedankenimpulse notwendig. Damit schaffen Gedankenimpulse unsere Wirklichkeit. Edison dachte über die Glühbirne nach und schuf die Glühbirne. Der Möbeldesigner denkt über einen Stuhl nach und kreiert einen neuen Stuhl. Ich selbst lenke meine Gedanken auf ein

Symptom, eine Krankheit hin und bin krank. Ein Schöpfergeist/Gott dachte über ein Universum nach und schuf ein Universum. Ich denke an ein Fettnäpfchen und die Realität meines Körpers reagiert sofort mit Herzklopfen und rotem Kopf. Ich denke an ein Lieblingsgericht und meine Körperrealität sorgt sofort für Speichelfluss. Gedankenenergie wirkt auch ohne Materie: Liebe für einen Menschen kann ich deutlich spüren, auch wenn dieser Mensch gar nicht vor Ort ist.

Geist formt Materie.
Geist ist der Ursprung aller Materie.
Geist agiert, die Materie reagiert nur.
Geist schafft die Realität.

4. Die String-Theorie

Physiker haben Rechenmodelle gefunden, um das Funktionieren unserer Welt mathematisch beschreiben zu können. Hierzu sind nicht die von uns gewohnten drei Dimensionen, sondern zehn Dimensionen der String- Theorie erforderlich. Dies könnte ein Modell sein, um auch in der Medizin wegzukommen von einigen wenigen Dimensionen wie mechanische und chemische Medizinmethoden hin zu neuen Dimensionen der **Medizin, die jeden angeht.**

5. Hologramme und Quantensuppe

Beim Urknall ist alles entstanden. Dieses Alles ist die sogenannte Quantensuppe. Es gibt nur eine Suppe, also hängt alles mit allem zusammen. Dies zu verinnerlichen würde bedeuten: Kein Kleinkrieg mehr zwischen Schulmedizin und alternativer Medizin; überhaupt keine Kriege mehr; respektvoller Umgang miteinander und mit unserer Umwelt. Leben bedeutet, dass jeder aus dieser Suppe seinen Teil auslöffelt.

Hologramm: Hologramm bedeutet, dass in jedem Teilchen eines Ganzen die gesamte Information des Ganzen enthalten ist. Dies bedeutet im menschlichen und medizinischen Bereich, dass alle Möglichkeiten und Fähigkeiten in mir enthalten sind: krank oder gesund zu sein, vital oder depressiv zu sein usw.. Mein Geist entscheidet, welche Realität ich wähle.

6. Beobachtungseffekt

Wenn alles überall vorhanden ist, so wird das Realität, was ich bewusst auswähle, was ich beobachte, welche Seite einer Medaille ich auswähle (die
kranke oder die gesunde Seite). Beobachtung verstärkt: Konzentriere ich mich
sehr auf meinen Rückenschmerz, wird dieser verstärkt. Spreche ich auch mit
meiner Frau, meinem Hausarzt, dem Orthopäden, dem Physiotherapeuten
ect. darüber, so wird diese Realität nicht nur verstärkt, sondern regelrecht
zementiert. Ich bin chronisch krank. Wir brauchen deswegen dringend eine
Gesundheits- Kultur!

7. Paralleluniversen (Tausend-Programme-Fernseher)

Die Quantensuppe enthält alle zigtausend Programme des Universums. Durch
mein persönliches Wirken schalte ich mir mein ganz persönliches Programm
ein. Durch dieses Einschalten wird dieses Programm meine Realität.

8. Wirk-ung statt Wahr-heit

Für ein erfülltes und vitales Leben kommt es immer darauf an, dass alle
Dinge, die ich tue (die Programme, die ich auswähle), eine Wirkung bei mir
verursachen.

Wahrheit hängt vom kulturellen Umfeld, von philosophischen und anderen
Überzeugungen ab. Wahrheit wirkt nicht, aber wegen sogenannter Wahrheiten
wurden und werden Kriege geführt.

9. Kausalität und A-Kausalität

Westliches Denken ist kausal und funktioniert nach dem Wenn-Dann-Prinzip:
Wenn ich nass bin, dann werde ich krank.
Östliche Philosophien und viele Naturvölker verwenden das System der A-
Kausalität: Es ist in Ordnung, wie es ist!

10. KAPITEL

Das Medizin-die-jeden-angeht-Gefühl

Gratulation! Herzlichen Glückwunsch!

Sie haben sich toll geschlagen; Sie sind einmal quer durch die Atomphysik und Wellenphysik und Quantenphysik mit mir gereist.

Haben die vorausgehenden Kapitel schon etwas be-wirkt?
Wirkt schon so eine Art Gefühl?
Ein Gefühl,

> ...dass es viel, viel mehr Universen gibt.
> ...auch für das, was das enge Spektrum des sichtbaren Lichts überschreitet.
> ...auch für das ultraviolette, infrarote Lichtspektrum.
> ...dass es viel, viel mehr gibt als das, was wir mit unseren Sinnesorganen wahrnehmen können.
> ...für die Energie im Universum.
> ...für die Energie in Ihnen.
> ...dass Sie ein **Energiewesen** sind.
> ...für die Energie in den Pflanzen (mit dieser Energie können wir übrigens unser eigenes Energieniveau erhöhen; siehe Seite 121-124).
> ...für die Energie in Tieren.
> ...für die Energie der Luft.
> ...für die Energie der Sonnenstrahlen.
> ...für die Energie des Regens.

Ein Gefühl dafür, dass all diese Energien, dass alles miteinander verbunden ist, alles kommuniziert, bewusst oder unbewusst.

Vielleicht fehlt dieses Gefühl ja noch, vielleicht ist es noch schwach?

Wenn Sie neugierig auf dieses Gefühl sind oder ein gutes Gefühl dafür haben, dass Sie über diese neue Thematik nicht nur mehr wissen sollten, sondern dass Sie sie ganz und gar in Ihre gefühlsmäßige Wahrnehmung aufnehmen sollten, dann könnten Sie ja die Seiten (49-81) nochmals und nochmals lesen.

Vielleicht ist es auch so, dass andere Autoren besser auf Ihrer Wellenlänge schreiben, manches für Ihre Wellenlänge besser erklären. Dann schauen Sie doch einmal in die Literaturliste, unter anderem bei folgenden Verfassern: Vera Birkenbihl, Rüdiger Dahlke, Clemens Kuby, Gregg Bradden, Ulrich Warnke, Venon Coleman u.v.m., und sehen Sie sich die Erscheinungen des Verlag Via Nova an. Sie werden viele tolle Bücher hierzu finden.

Gebrauchsanweisung für den Tausend-Programme-Fernseher der Medizin, die jeden angeht, Teil 1

Benutzen Sie Ihr Sinnesorgan „Intuition". Das ist alles!

Sie wissen inzwischen, dass alle Programme seit dem Urknall, seit der Schöpfung vorhanden sind. Alle Programme sind Teil der Quantensuppe. Es gibt kein Hell oder Dunkel, es gibt beides und noch vieles dazwischen. Es gibt keine an sich guten oder schlechten Programme; aber es gibt Programme, die bei Ihnen wirken, oder vielleicht auch andere, die nicht wirken. Womit hat das zu tun, ob ein Programm/eine Therapie bei mir wirkt oder nicht?
Denken Sie an unser Atommodell, an die Wellenphysik. Wenn die Energiefelder meiner Atome auf der gleichen Wellenlänge schwingen wie die Therapie, die Therapiemethode, der Therapeut, die pharmakologische Substanz oder das Ritual, dann werden sie wirken.

Wie finde ich heraus, was nun auf der gleichen Wellenlänge schwingt? Ich müsste meine eigenen Wellenlängen, meine eigenen Schwingungsfrequenzen kennen. Mein Arzt müsste Sie messen können.

Und dabei ist es aber noch komplizierter, denn diese Frequenzen wechseln täglich, ja vielleicht stündlich. Sind Sie gerade ausgebrannt oder topfit, enttäuscht oder angenehm überrascht, entspannt oder angespannt. Es scheint schwierig, die eigenen Frequenzen zu finden.

Nein! Ist es nicht!

Wir haben dafür unser Sinnesorgan **„Intuition"**! Leider aber haben wir es seit einigen Jahrhunderten zumindest in der westlichen Welt verkümmern lassen. Wir sind extrovertierte, nach außen gewandte Menschen geworden, Fassaden-menschen; da ist das Auto wichtig, die Wohnung, die Mode, der Lieblings-italiener, der Top-Urlaub; alles Fassade, alles extra …, alles äußerlich.

Wenn wir uns genauso viel introvertiert verhielten, nach innen schauen würden, dann würden wir unsere eigenen Frequenzen gut kennen.

Früher gab es viele Möglichkeiten, um Platz und Raum für Gefühle und Intu-ition zu haben und zu üben: regelmäßiges Rosenkranzbeten, Exerzitien, lange Winterabende ohne elektrisches Licht. In anderen Kulturen ist das Einüben von Intuition fester Bestandteil des täglichen Lebens.

Aber keine Angst, ich will Sie nicht anhalten, Ewiggestrige zu sein. Ich will Sie auch nicht anhalten, sich wie Indianer zu benehmen.

Doch ein Hundertstel des Tages, also ca. 10-15 Minuten pro Tag, könnten Sie vielleicht zur Schulung Ihrer Intuition aufwenden.

Da höre ich Sie schon sagen, dass die Zeit sowieso schon knapp sei, dass Sie keine Zeit hätten. Meine Antwort: So ein Quatsch! Jeder Mensch hat täglich 24 Stunden Zeit. Und es liegt ganz und gar an Ihnen, welchen Prioritäten Sie Ihre Zeit zur Verfügung stellen. Sehen Sie sich einmal den Zeitkasten hierfür an.

Lebenszeit

Ein Mensch mit durchschnittlicher Lebenserwartung von ca. 74 Jahren

- schläft   ca. 27   Jahre
- arbeitet   ca. 10,3   Jahre
- ist unterwegs   ca. 8,4   Jahre
- sieht fern   ca. 7,5   Jahre   (USA: 19,6 Jahre!)
- isst   ca. 5,4   Jahre
- ist krank   ca. 2,9   Jahre
- raucht   ca. 2   Jahre
- liest   ca. 2.3   Jahre
- geht zur Schule ca. 2,6   Jahre
- macht nichts   ca. 1,6   Jahre
- spielt   ca. 1   Jahr
- kauft ein   ca. 0,8   Jahre
- treibt Sport   ca. 0,3   Jahre
- hat Sex   ca. 0,2   Jahre

Wie alles im Leben hat natürlich auch das Lernen und Beherrschen der Sinnesqualität „Intuition" ihren Preis. Sie kennen Dinge, die zu lernen sehr teuer sind. So kostet Sie eine Skiausrüstung mit den nötigen Tageskarten einige tausend Euro, auch ein Englisch- oder Spanisch-Kurs kostet etliche hundert Euro. Die Liste ließe sich beliebig verlängern. Der Preis, den ich Ihnen hier vorschlage, ist exzellent günstig, exzellent preiswert. Gerade einmal 10-15 Minuten pro Tag. Sie können dies gerne auch abhängig von Ihrem Stundenlohn in Euro umrechnen. Auch dann wird es noch preisgünstig sein. Sehen Sie sich einmal dazu die beiden Preislisten im Folgenden an und setzen Sie, abhängig von Ihrem Stundenlohn, Ihre Preise ein.

Preisliste für Medizin, die jeden angeht

	Ihr Preis
10 Minuten Intuition üben	....
10 Minuten Projekte schriftlich bearbeiten	....
20 Minuten visualisieren	....
Kurzer Spaziergang im Erdmagnetfeld	....

Fazit: Sein eigener Herr sein, sein Leben und viele Heilvorgänge selbst managen, ideale Heilmethode, günstig, preiswert!

Vergleichen Sie den von Ihnen gerade ermittelten Preis doch einmal mit den Kosten für Ihr bisheriges Verhalten:

Preisliste Schulmedizin

	Ihr Preis
Gebühren für 4 Minuten Telefon- Warteschleife zur Terminvereinbarung beim Arzt	....
20 Minuten Anfahrt zur Praxis	....
Benzinkosten/Fahrkartenkosten	....
Parkhauskosten	....
Eine Stunde Wartezeit in der Praxis	....
Drei-Minuten-Medizin	Ärger?
Dauerhafte Einnahme von chemischen Medikamenten	....
Selbst zu zahlende Praxisleistungen, da von der Krankenkasse nicht übernommen	....
Monatsbeitrag gesetzliche oder private Krankenversicherung	....

10 Euro Hausarztgebühr	....
Medikamentenzuzahlung	....
Evtl. komplett selbst zu zahlende Medikamente, da nicht von der Krankenkasse übernommen	....
Zuzahlung bei Physiotherapie	....
Zuzahlung im Krankenhaus oder bei der Reha	....

Fazit: Abhängigkeit von Ärzten, Medikamenten, chronisch Leidender sein – ein hoher Preis?

Wie übt man Intuition?

Wie Rad fahren, einfach machen, immer und immer wieder, bis es klappt! Oder man baut sich ein regelmäßiges Trainingsprogramm ein. Ich biete meinen Patienten zum Beispiel an, einmal im Monat 1 ½ Stunden ein entsprechendes Entspannungsprogramm zur Schulung der Intuition in Anspruch zu nehmen. Einmal wöchentlich ist für viele zu viel, einmal monatlich nimmt sich fast jeder gerne Zeit und es wirkt auf Dauer! Machen Sie das Erlernen der Sinnesqualität Intuition für die nächste Zeit zu Ihrer Chefsache: Planen Sie entsprechend gute Entspannungskurse, besorgen Sie sich Bücher zur Selbstanleitung, hören Sie Trainings-CDs. Es ist eigentlich ganz einfach: Machen, machen, machen oder, besser gesagt, viel mehr hinfühlen, hinfühlen, hinfühlen.

Oder man könnte auch sagen: Sie können immer und überall Intuition erlernen durch Achtsamkeit bei allen Dingen des alltäglichen Lebens.

Da gibt es eine schöne Geschichte vom Meister Akyu, zu dem ein Mann aus weiter Ferne kam, um ihn um einen Rat fürs Leben zu bitten. Akyu nahm ein Blatt und schrieb darauf „Achtsamkeit". Der Mann meinte: „Das ist wenig, kannst du nicht noch etwas hinzufügen?" Akyu schrieb: „Achtsamkeit, Achtsamkeit". Da wurde der Mann böse und beschwerte sich: „Ich habe so viel Geld ausgegeben, ich komme von weit her, um diesen bedeutenden Meister zu sehen. Füg doch noch etwas hinzu!" Akyu schrieb „Achtsamkeit, Achtsamkeit, Achtsamkeit".

Achtsamkeit ist das Tor in die Erfahrung der Wirklichkeit.

Sie können gleich beim Lesen des nächsten Kapitels zu üben beginnen. Was immer Sie über verschiedene Programme im Folgenden lesen, fühlen Sie einen Moment hin! Fühlt sich dieses Programm gut an? Interessant? Oder haben Sie kein gutes Gefühl dabei? Probieren Sie´s!

Zusammenfassung

Intuition ist der schnellste, günstigste und einfachste Weg, herauszufinden, auf welcher Wellenlänge Sie schwingen, welches Programm aus der Quantensuppe am besten zu Ihnen passt. Wir verschwenden viel Lebenszeit mit Fernsehen und anderen unwichtigen Dingen. Intuition lernen lohnt sich und funktioniert wie Rad fahren lernen: es immer und immer wieder tun, bei allen alltäglichen Anforderungen.

**Programmheft Ihres Tausend-Programme-Fernsehers
für die Medizin, die jeden angeht**

Keine Angst! Wir werden jetzt nicht beginnen, Milliarden von Programmen in den zehn oder mehr Dimensionen der Quantensuppe uns anzusehen. Wir werden nicht einmal die tausend Programme unseres imaginären Tausend- Programme-Fernsehers betrachten. Wir werden uns auch nicht tausende von Lokalsendern ansehen, die es in jedem Länderprogramm zusätzlich gibt.

Ich schlage Ihnen vor, dass wir uns lediglich die fünf größten Programme ansehen. Es sind die fünf Programme, die Sie schon ein wenig kennen, mit denen Sie zum Teil schon viel, zum Teil mehr oder weniger in Ihrem Leben zu tun hatten. Und wenn da das eine oder andere Programm in Ihrer Erlebniswelt noch hinzukommt, umso toller! Welches sind nun diese fünf Hauptprogramme?

1. Medizinprogramm: Mechanische Medizin
2. Medizinprogramm: Chemische Medizin
3. Medizinprogramm: Energiemedizin
4. Medizinprogramm: Informationsmedizin
5. Medizinprogramm: Geistig-seelische Medizin

Viele Lokalsender dieser Hauptprogramme kennen Sie übrigens schon! Zu diesen Lokalsendern gibt es auch unzählige Literatur. Sie im Einzelnen zu beleuchten würde den Rahmen eines jeden Buches sprengen. Ich möchte Ihnen hier lediglich zur Verdeutlichung und damit Sie eine Idee haben, was ich meine, beispielhaft einige wenige Lokalsender einmal nennen:

1. Programm: So gehört zur mechanischen Medizin:
- Operationen
- Krankengymnastik
- Chirotherapie
- Bewegungstherapie
- Transplantationsmedizin usw.

2. Programm: Chemische Medizin:
- Allopathische Medikamente (Aspirin und Konsorten)
- Orthomolekulare Medizin (Vitamine und Spurenelemente)
- Darmsanierung mit Darmaufbaupräparaten
- Chemotherapie
- Salben und Einreibungen
- Inhalationen usw.

3. Programm: Energiemedizin:
- Kernspintomographie
- Strahlentherapie
- Laser
- Akupunktur
- Magnetfeldtherapie
- Lichttherapie

4. Programm: Informationsmedizin:
- Homöopathie
- Bioresonanz
- ärztliches Gespräch
- Heiler und Schamanen
- verbale und nonverbale Kommunikation
- Psychotherapie

- Meditation
- Affirmationen usw.

5. Programm: Geistig-seelische Medizin:

Ich fühle mich als seelisches Energiewesen, als Teil der Quantensuppe und weiß, dass ich vieles be-wirken kann. Jedes Symptom hat einen Sinn im großen Räderwerk des Universums und hält eine Aufgabe für mein Wachsen und meine Weiterentwicklung bereit.

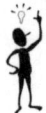

Übung:

Sie könnten einmal für sich überlegen, in welchen Medizinprogrammen Sie hauptsächlich zuhause sind. Haben Sie ein Lieblingsprogramm? Benutzen Sie nur ein Programm oder mehrere?

90% unserer offiziellen westlichen, sogenannten Schulmedizin laufen auf den Programmen 1 und 2, auf dem mechanischen und chemischen Programm, ab. Welches Ergebnis ergab die obige Übung für Sie persönlich?

Programmheft Ihres Tausend-Programme-Fernsehers für die Medizin, die jeden angeht – Zusammenfassung

Es werden fünf Medizin-Hauptprogramme vorgestellt:

- Mechanische Medizin
- Chemische Medizin
- Energiemedizin
- Informationsmedizin
- Geistig-seelische Medizin

Jedes Programm hat zahlreiche Lokalsender/Unterprogramme.

Gebrauchsanleitung für den Tausend-Programme-Fernseher der Medizin, die jeden angeht, Teil 2

Wenn Sie bis hierher gekommen sind, können sie wirklich richtig stolz sein! Es ist so, als hätten Sie einen sündhaft teuren riesengroßen Fernseher mit modernster Toptechnik und bester Auflösung und Brillanz sowie einer wirklich unglaublichen (!) Programmvielfalt erworben.

Durchzappen wie beim richtigen Fernseher funktioniert jedoch hier leider nicht. Stellen Sie sich ruhig anhand eines Beispiels einmal solch ein Durchzappen durch die fünf Programme vor: Sie haben eine Entzündung. Im 1. Programm operiert der Chirurg den Entzündungsherd heraus. Im 2. Programm gibt Ihnen der Internist ein entzündungshemmendes Medikament und ein Antibiotikum. Im 3. Programm wird eine Kernspintomographie durchgeführt, danach eine entzündungshemmende Röntgenbestrahlung, sicherheitshalber werden Sie mit Akupunkturnadeln gespickt und anschließend aufs Magnetfeld gelegt, eine Lichttherapie wird nicht schaden, zusätzliche Affirmationen können Sie ebenfalls einbauen. Schließlich sucht Ihnen der Arzt des 4. Programms ein homöopathisches Mittel heraus und führt sicherheitshalber noch eine Bioresonanzbehandlung durch, und im 5. Programm wird der Schamane mit Ihnen einen Heiltanz aufführen und kräftig räuchern.
Sie spüren schon, Sie haben sich total verzettelt, Sie haben Unmengen Geld unnütz ausgegeben, Sie haben sich unnötigen Operationen unterzogen oder unsinnigerweise Antibiotika eingenommen.

Wenn es um Sie geht, wenn es um Ihr Heil-Sein geht, um Ihre Gesundheit, müssen Sie sich ernsthaft in ein Programm vertiefen. In dem Moment, wo Sie etwas be-wirken, also mit dem Finger quasi ein Programm einschalten, beginnt auch schon die Wirkung. Dieses Programm ist jetzt Ihr Programm, ist Ihre Realität. Damit wird für Sie Neues erschaffen, auch eine neue Gesundheit.
Natürlich kann man umschalten, wenn im Laufe des Arbeitens mit einem Programm Ihnen die Intuition, das Gefühl, nicht mehr passt. Aber nicht zappen! Nicht einfach mal so aus Neugierde umschalten! Das wird nichts!

Tipp:

Wenn Sie sich das nächste Mal beim Herumzappen ertappen, weil das Programm langweilig ist,

AUSSCHALTEN!   **INTUITION ÜBEN!**

Gebrauchsanleitung Teil 2 – Zusammenfassung

Zappen wie beim richtigen Fernseher funktioniert hier nicht! Wenn es um ihr Heil-Sein, um ihre Gesundheit geht, müssen Sie sich ernsthaft in ein Programm vertiefen, sich für ein Programm entscheiden. Sonst bewirken Sie nichts oder allenfalls wenig.

Sehen wir uns nun die bekannten Programme kurz, die weniger bekannten etwas ausführlicher an:

11. KAPITEL

Die fünf Medizinprogramme

1. Programm: Mechanische Medizin

Massage und Krankengymnastik: bewährt, jedoch oberflächlich, beseitigt nicht die Ursachen.
Operationen wie Gelenkersatz (Knie, Hüfte): bewährt, wirksam, beseitigt jedoch nicht die Ursachen.

Warum nenne ich diese Verfahren oberflächlich?
Die Rückenschmerzen, die kaputte Bandscheibe, das defekte Knie, alle haben doch tiefere Ursachen: Fehlbelastungen, Verspannungen am Arbeitsplatz, Überlastungen, schlechte Ergonomie usw.

Vergleichen Sie gerne unser Knochengestell einmal mit der Karosserie Ihres Fahrzeuges: Wenn da der Rost Löcher ins Blech frisst, ist es doch schlauer, sich um eine trockene Garage und eine gute Wagenpflege zu kümmern, statt mit kurzfristigem Erfolg die Rostlöcher zuzuspachteln!

Noch viel tiefgreifendere Fragen tauchen auf, wenn wir über Transplantationen oder Tumorchirurgie diskutieren wollten.

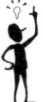

Übung:

Machen Sie doch einmal eine Stoffsammlung! Was fällt Ihnen zu möglichen tiefsitzenden Ursachen bei Tumorerkrankungen ein? Was könnte die Seele dem betreffenden Menschen sagen wollen? Was könnte die Lernaufgabe sein? Wohin könnte die Weiterentwicklung bei der Bewältigung einer solchen Erkrankung führen?

Fazit:
Mechanische Methoden sind in der Regel sehr wirksam, sie sind in der Regel auch sehr schnell wirksam, scheinen meist aber oberflächlich zu sein!

Ausblick:
Wenn unser Geist die Materie verändern und neue Realitäten formen kann, dann könnte sogar das 5. Programm" Geistig-seelische Medizin" (siehe dort Seite 167) eine interessante Alternative sein.

Mechanische Medizin – Zusammenfassung

Mit mechanischer Medizin wird heutzutage ein Großteil unserer Gesundheitsprobleme behandelt. Hierher gehören Operationen, Krankengymnastik, Chirotherapie und vieles mehr. Mechanische Medizin fragt nicht nach den Ursachen und Auslösern; sie repariert lediglich an der Oberfläche. Dort wirkt sie in der Regel schnell und ist sehr effektiv.

---

2. Programm: Chemische Medizin

Pillen sind unser aller Liebling: Pillen gegen Kopfweh, Pillen gegen Babys, Pillen gegen Bakterien (= Anti-biotika; wörtlich übersetzt heißt dies „gegen das Leben"), Pillen gegen Viren (Virustatika), Pillen gegen Entzündungen (Antiphlogistika), Pillen gegen Depressionen (Anti- depressiva) usw. usw..

Da fällt doch etwas auf: Diese Medikamente sind in der Regel alle „anti", also gegen etwas und dieses „Anti = gegen" bedeutet so viel wie nein, nein, so etwas will ich nicht haben. Nein, so etwas will ich loswerden. Dieses „Anti" bedeutet sprachlich eine Verneinung.

Nun wissen wir, dass Verneinungen vom Unterbewusstsein nicht wahrgenommen werden.
Ich möchte Sie hierzu zu einem kleinen Versuch einladen: Während Sie die nächsten Zeilen lesen, denken Sie bitte keinesfalls an Eis mit heißen Himbeeren!

Was ist gerade passiert?

Obwohl ich ausdrücklich geschrieben habe, dass Sie nicht an Eis mit heißen Himbeeren denken sollen, hatten alle von Ihnen jetzt so ein Bild vor ihrem inneren Auge mit weißen Vanilleeiskugeln und roter Soße von heißen Himbeeren darüber. Ein einfaches Beispiel, das durch tausend andere ergänzt werden könnte, dass Verneinungen allenfalls mit unserem rationalen Verstand, mit unserer linken Gehirnhälfte verarbeitet werden können. In unserer rechten Hirnhälfte, in unseren Gefühlen, bei unseren Intuitionen, bei unserem Instinkt kommt genau das Gegenteil an. Stellen Sie sich das einmal vor. Antidepressiva, Antiphlogistika. Unser Unterbewusstes würde dabei dieses „Anti" nicht verstehen, würde nur immer von Depression hören und von Entzündung. In der Tat geschieht ja auch so etwas Ähnliches. In dem Moment, wo wir das Medikament einnehmen, tun wir dies in dem Bewusstsein, dass wir diese Krankheit haben. Solange wir also das Medikament einnehmen, haben wir auch die Krankheit!

Es wäre doch wirklich sehr schön, wenn nicht alles „anti" wäre. Es wäre doch schön, wenn es mehr „dafür", also „pro" gäbe. Also für die Gesundheit statt gegen die Krankheit.
Auch Chemotherapie ist so etwas, sie wirkt gegen Tumorzellen. Gibt es eigentlich auch etwas für gesunde Zellen?

Dennoch: Die chemische Medizin ist unser aller Liebling, der einen ganz festen Platz in unserem Medizinbewusstsein hat. Da haben es andere Methoden erfahrungsgemäß extrem schwer, sich zu etablieren.

Fazit:

Chemische Medizin ist eine tief verwurzelte Methode, bequem, oft schnelle Wirkung, leider oft heftige Schadwirkung (= Nebenwirkungen); (siehe Kasten „Todesursachenstatistik")

Wie wir die Wirkung von Medikamenten, Wein, Butter u.v.m. beeinflussen können.

Ausblick:

Medikamente sind chemische Substanzen und als solche bestehen sie aus Atomen (sehen Sie sich gerne das Atomschema und dessen Erklärung auf Seite 54 nochmals an). Atome haben Energiefelder, die durch Energiewellen beeinflussbar sind. Unsere Gedanken sind ebenfalls elektromagnetische Wellen (sehen Sie sich hierzu Kapitel Wellenphysik Seite 115 an). Somit entscheiden meine Gedankenwellen auch über Wirkung und Nebenwirkung chemischer Pharmazeutika. Das belegt klar, deutlich und zweifelsfrei die moderne Placeboforschung (siehe dort Seite 191).

Placebo

Placebo = wörtlich übersetzt aus dem Lateinischen: „Ich werde gefallen."

Mit meinen Gedanken kann ich also die Medikamentenwirkung verstärken. Mit Placebos könnte ich sogar Chemie und Kosten sparen.

Ich möchte hier noch einige Beispiele ergänzen: Ich selbst habe riesige Erfahrung mit Mentaltechniken, Erfahrung mit energetischen Vorgehensweisen, Übung mit seelisch-geistigen Methoden. Dennoch entscheide ich mich gelegentlich einmal intuitiv, wenn mein Rücken zwickt, für eine Kapsel Diclofenac als Rückenschmerzmittel. In diesem Moment gebe ich dem Diclofenac die geistige Macht, mich schnell von den Beschwerden zu befreien. Ich gebe dem Diclofenac diese Macht innerhalb von 20 Minuten. Ich weiß, dass es innerhalb von 20 Minuten wirkt, und das tut es dann auch. Meine Gedankenwellen führen dazu, dass diese Diclofenac-Tablette so wirkt. Ich schicke diese Wirkung zur Pille, ich schicke diese Wirkung zu meinem Körper. Ich muss gar nicht weiter darüber nachdenken. Die Pille wirkt. Oder muss es eigentlich besser heißen: „Ich wirke"? Und ich leide nicht an Rückenschmerzen und erzähle niemandem davon und verstärke die Beschwerden auch nicht durch einen Beobachtungseffekt, sondern ich gehe fröhlich zum Joggen oder Skifahren und genieße den Tag.

Dabei kenne ich auch andere Patienten: „Um Gottes willen, bloß kein Diclofenac; da bekomme ich sofort Magenschmerzen, früher hatte ich sogar schon einmal ein Magengeschwür davon bekommen." Hier wird auch etwas bewirkt, die Neben-Wirkung. Hier steht die Schad-Wirkung im Vordergrund.

Ein und dieselbe Pille – einmal Joggen oder Skifahren, Vitalität und Lebensfreude, ein andermal Magenschmerzen, Magengeschwür und Krankenhaus.

Wiederum ein schönes Beispiel für zwei Seiten derselben Medaille und dafür, wie zwei verschiedene Benutzer zwei völlig verschiedene Programme gewählt haben; der eine die Wirkseite, der andere die Neben-Wirkseite.

Und unser Geist hat natürlich nicht nur Einfluss auf die Wirkungen und Nebenwirkungen von chemischen Pharmazeutika. Im Alltag gibt es noch viele schöne andere Beispiele:

Ein schönes Glas Wein:

- Einmal: auf sonnenerwärmten Mergelböden uralte Reben, sorgfältig gepflegt, liebevoll gekelterte Trauben, dann sorgsam zu einem guten Wein gereift; d.h. Lebensfreude pur, Genuss und Vitalität.

- Einmal: 12% Alkohol, der die Leber belastet, zu schlechtem Gewissen, zur Leberzirrhose, ins Krankenhaus führt!

oder

Gute, natürlich hergestellte Butter aus der Sennerei:

- Einmal: ein Naturprodukt, nährstoffreiche Fettsäuren, wohlschmeckend, Vitalität und Lebensfreude.

- Einmal: eine Cholesterinbombe, Arterienverkalkung, Herzinfarkt, Krankenhaus, frühzeitiger Tod.

Altes Testament: „So spricht der Herr … dann wird es geschehen, dass das Schwert, vor dem ihr euch fürchtet, euch dort…erreichen wird. Und der Hunger, vor dem euch bange ist, wird dort… hinter euch her sein; und ihr werdet dort sterben". (Jeremias 42,15-16)

In der modernen Psychologie und Hirnforschung würde man diese Botschaft eine „selbsterfüllende Prophezeiung" nennen.

Die Liste solcher Beispiele könnte man endlos fortsetzen; es lohnt sich, einmal, seine eigenen Gedanken und Glaubenssätze nach den obigen drei Beispielen bzgl. Diclofenac, Wein und Butter zu durchleuchten.

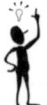

Übung:

1. Statt wieder einmal am Fernseher zu zappen oder wertvolle Lebenszeit anderweitig totzuschlagen, machen Sie sich eine Liste, eine Liste all der Dinge, die Sie gerne machen (sonnenbaden, schwimmen, bergsteigen, Bücher lesen), und der Dinge, die Sie gerne essen und trinken (Wein, Bier, Schweinshaxe, Zucchinigemüse…), und der Dinge, die Sie bevorzugt in der Medizin einsetzen (Aspirin, Antibiotika, Krankengymnastik…).

2. Als zweiten Schritt schreiben Sie zu jedem dieser Punkte beide Seiten der Medaille auf.

3. Überprüfen Sie, welche Seite Sie üblicherweise benutzen und ob Sie nicht mit gutem Gefühl da und dort wirklich in vollem Bewusstsein und von ganzem Herzen statt der „dunklen" zukünftig die „helle" Seite nutzen könnten.

Zweifel – unser größtes Hindernis

Warnung! So, spätestens jetzt bedarf es einer wichtigen Warnung!

Pure **Physik** und wirkliche **Menschen** treffen aufeinander...
Und dann ist da vielleicht noch ein Schöpfer-Geist oder ein Schöpfer-Gott im Spiel.

Geist ist Ursprung aller Materie.
Geist steht über Materie.
Die Physik in reiner Form sagt:
Geist formt und schafft Materie.
Geist agiert – Materie reagiert.

Also o.g. Beispiele hinsichtlich der **Physik** mögen ja für den Wein oder das Butterbeispiel stimmen!

Aber da ist dann noch der **Mensch,** der seit Jahrtausenden nach bestimmten Gesetzmäßigkeiten und Überlieferungen tickt, die ganz und gar nicht mit der Physik übereinstimmen. Da ist der Mensch, der Zweifel hat, Zweifel bezüglich Neuem, Zweifel bezüglich der Physik, Zweifel bezüglich der vorgestellten **Medizin, die jeden angeht,** usw., usw.; der eine äußerst beschränkte Wahrnehmung mit seinen Sinnesorganen hat und sich schwer tut, Dinge zu glauben und zu akzeptieren, die er nicht sinnlich wahrnehmen kann. Zweifel hatte dieser Mensch auch bezüglich Jesus(Bergpredigt), bezüglich Jules Vernes (In 80 Tagen um die Welt...) usw.!

Zweifel sind Gedanken und Gedanken beeinflussen wiederum die Materie. PAH…! Schön blöd… !
Also ist dieses Kapitel zum Thema „Zweifel" von großer Wichtigkeit.

Und dann – so sehen es auch die bedeutendsten Physiker – gibt es da noch einen Schöpfer-Geist/Schöpfer-Gott.

Denn Geist schafft Materie. Wo also soll das Universum herkommen, wenn nicht von einem solchen Schöpfer-Geist/Gott?!

Und was dieser Schöpfergeist/Gott mit uns vorhat, mit unseren Gesundheiten oder Krankheiten, das können nicht einmal die Physiker berechnen.
Haben Krankheiten einen tieferen Sinn?
Stellen Krankheiten uns Aufgaben?… Da bleiben noch Fragen über Fragen.

So gesehen:

• Wer in echter Religiosität im besten Sinne des Wortes sich diesem Schöpfergeist überlassen will und kann, der kann das machen wie die „Vögel des Himmels". (Bergpredigt s. u.)

• Wer – soweit es ihm möglich ist – frei nach Goethe „strebend sich bemüht", der gibt nicht die Verantwortung an der Garderobe des Arztes ab, sondern beherzigt vieles aus diesem Büchlein, wird selbst mit seinen Gedanken zum Schöpfer seiner Gesundheit, seiner Lebensfreunde und seiner Vitalität!

Bergpredigt

„Deswegen sage ich euch: Sorgt euch nicht um euer Leben und darum, dass ihr etwas zu essen habt, noch um euren Leib und darum, dass ihr etwas anzuziehen habt. Ist nicht das Leben wichtiger als die Nahrung und der Leib wichtiger als die Kleidung? Seht euch die Vögel des Himmels an: Sie säen nicht, sie ernten nicht und sammeln keine Vorräte in Scheunen. Euer himmlischer Vater ernährt sie. Seid ihr nicht viel mehr wert als sie? Wer von euch kann mit all seiner Sorge sein Leben auch nur um eine kleine Zeitspanne verlängern? Und was sorgt ihr euch um eure Kleidung? Lernt von den Lilien, die auf dem Feld wachsen: Sie arbeiten nicht und spinnen nicht…. Macht euch also keine Sorgen und fragt nicht: Was sollen wir essen? Was sollen wir trinken? Was sollen wir anziehen?…. Euer himmlischer Vater weiß, dass ihr das alles braucht…. Sorgt euch also nicht um morgen; denn der morgige Tag wird für sich selbst sorgen. (Bibel, Matthäus 6, 25-34)

Diese Worte brechen eine Lanze für Intuition, für Gottvertrauen, für Vertrauen ins Universum, für das All-eins-Sein und Alles-Zusammengehören in der großen Quantensuppe.

Wir hatten im Vorfeld mehrmals angesprochen, dass Theorie und Praxis nicht immer übereinstimmen müssen. Viele theoretische Überlegungen, wonach Informationen, energetisch oder geistig-seelische Maßnahmen genauso effektiv sein können wie chemische Mittel oder Operationen, funktionieren manchmal in der Realität nicht. Woran liegt das?

Am Beginn des Buches hatten wir herausgearbeitet, dass Gedanken eine elektromagnetische Energiewelle darstellen, die Atome und damit Materie beeinflussen können. Wenn Sie der vollen Überzeugung sind, dass eine Maßnahme für Sie die bestmögliche ist und dadurch auch bestmögliche Wirkung erzielen wird, so wird diese Maßnahme die Realität verändern, das heißt, Sie werden den gewünschten Verbesserungs- oder Heilerfolg erfahren.

Leider gibt es da noch eine zweite Gedankenqualität. Diese zweite Gedankenqualität trägt die Überschrift **„Zweifel"**.

Im alltäglichen Leben haben die meisten von uns sich angewöhnt, zweifelhafte Formulierungen zu verwenden. Die Welt ist voller Zweifel.

Zu diesen Formulierungen gehören Wörtchen wie:
vielleicht…
eigentlich…
möglicherweise…

Hierzu gehören auch Aussagen wie:

Ich probier es…

Ich versuche es…

Es wäre möglich, dass… usw.

Versuchen:

Sie können einmal eine praktische Übung hierzu durchführen:

Versuchen Sie einmal, sich hinzusetzen. Also nicht hinsetzen, sondern es nur versuchen. Sie werden sehen, es ist enorm schwierig. Sie werden vielleicht in einer Art Hocke verharren! Nicht hinsetzen! Denn Sie sollen es ja nur versuchen! In dieser Hocke werden Ihnen die Oberschenkelmuskeln zu zittern anfangen und Sie werden, solange Sie es nur versuchen, sich nicht erfolgreich hinsetzen können.

Tun:

Viel einfacher ist es, die Dinge einfach zu tun. Sich einfach hinzusetzen ist völlig unproblematisch. Es ist unproblematisch nahezu überall und an jedem Ort und auf jeder Unterlage.

Schauen Sie sich einmal unter Ihren Mitmenschen um. Sie werden dort Menschen finden, die kurz entschlossen die Dinge, die sie sich vornehmen, einfach tun. Sie überlegen nicht, was es für Hindernisse und Probleme geben könnte. Sie tun es einfach. Sie sagen auch nicht: „Ich versuch´s einmal." Sie tun es einfach. Diese Menschen sind in allen Lebensbereichen ungemein erfolgreich. Diese Menschen scheinen recht spielerisch Erfolg zu ernten. Sie quälen sich nicht tagelang mit Zweifeln und Überlegungen, was alles schief gehen könnte. Sie tun es einfach. Sie tun es mit Erfolg! Sie nutzen Ihre Lebensenergie statt für Zweifel und Zögern für die Umsetzung und den Erfolg!

Auf der anderen Seite kennen Sie Menschen, die alles sehr gründlich abwägen. Viele „Wenn" und „Aber" werden bedacht, bis sie sich nach langen Erwägungen dazu entschließen, ein Projekt oder eine Veränderung in ihrem Leben einmal versuchsweise in Angriff zu nehmen. Diese Menschen scheitern fast immer und haben im Vorfeld bereits viel Zeit und Energie vertan.

Streichen Sie also die o.g. Vokabeln und Formulierungen aus Ihrem Wortschatz. Treffen Sie klare Entscheidungen! Tun Sie die Dinge einfach, die Sie tun wollen!

Damit haben Sie die nötige positive Gedankenenergie, um die Realität entsprechend Ihren Gedanken, Wünschen, Zielen und Plänen zu verändern.

Genau diese Problematik, die oben gerade für das alltägliche Leben beschrieben wurde, trifft nun auch für unser Thema **Medizin, die jeden angeht,** zu. Wir haben Zweifel, ob ein Knochenbruch auch ohne Operation heilen könnte. Wir haben Zweifel, ob Blutdruck – von dem doch alle sagen, dass es eine chronisch-medikamentenpflichtige Erkrankung sei – auch ohne Medikament heilen kann. Wir haben Zweifel, ob…. Wir haben Zweifel, ob…. Also: Versuchen Sie auch im medizinischen Bereich nicht irgendetwas, sondern tun Sie es. Treffen Sie Entscheidungen, wie Sie vorgehen wollen, und tun sie dies. Versuchen Sie nichts! Tun Sie es! Wählen Sie dazu ein Programm aus. Nehmen Sie sich nicht vor, vielleicht ein Programm auszuprobieren (!), um dann vielleicht auf ein anderes Programm umschwenken zu können. Legen Sie sich für eine Vorgehensweise, auf ein Programm fest!

Beweise – das beste Mittel gegen Zweifel!

Wenn Sie also diese störenden Zweifel-Gedanken loswerden wollen, bedarf es intensiver Arbeit, denn unser Leben ist voller Zweifel. Diese Arbeit wird sich wirklich lohnen für Sie! Sie werden viel schneller und effektiver Ihre Ziele in allen Lebensbereichen erreichen.

Geben Sie Ihren eigenen Beweis-Gedanken mehr Gewicht, indem Sie mit Ärzten, die die **MEDIZIN, die jeden angeht,** praktizieren, über Erfahrungen und Beweise aus Ihrem bisherigen Leben sprechen. Erfahren Sie Weiteres in Kursen und Seminaren (s. Anhang, Seite 206)

Sammeln Sie Ihre eigenen Beweise darüber, dass viele Dinge sich von selbst positiv verändern, bessern oder Krankheiten gar heilen,

- wenn Sie energetisch gut drauf sind,
- wenn Sie Vertrauen in die Heilung haben (=die richtige Information, die richtigen Gedanken bereitstellen),
- wenn Sie die geistig- seelische Dimension des Problems erkennen und eine gute Zukunftslösung visualisieren können.

Sammeln Sie hierzu also Beispiele: Wie oft sind schon Wunden von selbst verheilt? Kennen Sie Situationen, wo eine Schürfwunde besonders schnell heilen musste, weil Sie Badeurlaub geplant hatten... und sie tat es auch! Ist es Ihnen schon einmal passiert, dass Sie nicht die ideale Kopfschmerztablette zuhause hatten, etwas anderes taten oder einnahmen, und es half trotzdem? Haben Sie Ihren kleinen Kindern vielleicht einmal „Heile, heile Segen" vorgesungen? Dies war eine typische, positive Information ohne Chemie, ohne Operation. Half schon einmal Meditation gegen einen beginnenden Migräneanfall oder haben Sie mit einer Atemübung verhindert, dass Sie wegen Ihres Asthmas den Notarzt rufen mussten?

Es wäre extrem effektiv für Sie auf Ihrem Weg zu einer **Medizin, die jeden angeht,** sich entsprechend des nachfolgenden Tipps lange Listen anzufertigen, wo Gedanken, Hausmittel, Entspannungstechniken und dergleichen für Linderung oder Heilung gesorgt haben, ohne dass Sie zum Arzt mussten, ohne dass Sie Medikamente einnehmen mussten, ohne dass operative oder manuelle Eingriffe notwendig wurden.

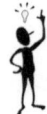

Übung:

Besorgen Sie sich einen hübschen Block mit schönem Umschlag. Er sollte ein klein wenig wertvoll sein. Warum? Mit dieser Übung notieren Sie in diesem Block sehr wertvolle Dinge. Sie notieren Ihre eigenen Erfolge bezüglich Symptomlinderung und Heilung von Krankheiten.

Schreiben Sie dort ganz konkret Ereignisse auf, auch weit zurückliegende Ereignisse in Ihrer Kindheit, soweit Sie sich erinnern. Schreiben Sie auf:

1. Welche Krankheiten, welche Wunden, welche Verletzungen besserten sich von selbst oder heilten selbst? Schreiben Sie vielleicht auch dazu, wie die Umstände waren. Hatten Sie es sich dringend gewünscht? War eine Reise oder eine Sportveranstaltung oder ein Ausflug mit der Freundin geplant?

2. Wo haben Sie konkret bereits Ihre Gedanken eingesetzt, um Beschwerden und Symptome zu lindern?

3. Wo halfen Ihnen schon einmal kleine Entspannungsübungen zur Heilung?

4. Welchen Maßnahmen und Hausmitteln haben Sie in der Vergangenheit die Macht zur Heilung gegeben? Beispiel: Quarkwickel aufs geschwollene Knie, Salbeitee bei fieberhaften Infekten....

5. Mit welchen Gedankeninformationen haben Sie Ihren Lebenspartnern, Ihren Kindern in der Vergangenheit geholfen? Beispiel: „Das schaffst du!", „Das ist bestimmt morgen wieder gut"! „Heile, heile Segen" usw..

Schreiben Sie all diese Erfahrungen sehr sorgfältig in Ihrem Buch auf und auch sehr konkret. Schreiben Sie mit der Zeit 50 oder 100 oder 200 Beispiele auf! All dies sind für Sie **Beweise**, die Sie so dringend gegen die blockierenden Zweifel- Gedanken benötigen.

Zweifel – Zusammenfassung

Zweifel sind ebenfalls Gedanken, damit sind sie Informationen, Energiewellen, die die Realität und Materie beeinflussen. Deswegen ist es zum Beschreiten neuer Wege nötig, dass wir Zweifel möglichst aus all unseren Lebensbereichen verbannen. Um Zweifel sicher loszuwerden, benötigen wir **positive Beweise**. Zahlreiche Beweise liefert die sogenannte Placeboforschung (siehe dort Seite 191).

Noch viel mehr Beweise haben Sie selbst in Ihrem Leben schon erfahren. Sie müssen sich diese Beweise nur nochmals als positive Gedankenenergie ins Bewusstsein rufen, indem Sie diese wirklich schriftlich formulieren, sie evtl. auch mit Angehörigen und Freunden besprechen und ihnen so noch mehr Gedankenkraft verleihen; (siehe hierzu o.g. Übungstipp Seite 104).

Chemische Medizin – Zusammenfassung

Chemische Medizin ist eine tief verwurzelte Methode, bequem, oft schnelle Wirkung, leider häufig heftige Nebenwirkungen. Medikamentennebenwirkungen sind weltweit die dritthäufigste Todesursache.

Es fällt auf, dass die meisten Medikamente mit einem Anti (=gegen) beginnen. Anti-biotika, Anti-depressiva, Anti-babypille. Im Sinne der **Medizin, die jeden angeht,** wäre es schöner, Medikamente zu haben, die für das Leben, für die Gesundheit, für das Wohlbefinden wirken würden.
Ausblick: Medikamente bestehen ebenfalls aus Atomen und können damit unsere Körperatome beeinflussen. Mit unserer Gedankenenergie können wir ihnen Kraft, Macht, Heilenergie geben; auf der anderen Seite jedoch können wir auch Nebenwirkungen erwarten, die dann im Sinne einer selbsterfüllenden Prophezeiung in der Regel auch eintreten.

Nun kommen wir zu den Programmen 3 bis 5. Diese sind den meisten von uns weniger geläufig. Deswegen sollen sie für den interessierten Leser etwas ausführlicher dargestellt werden.

3. Programm: Energiemedizin

Vorhin hatten wir gesagt, dass das 1. Programm „Mechanische Medizin" und das 2. Programm „Chemische Medizin" die heutzutage am häufigsten gebrauchten Medizinprogramme sind. Was Zeitaufwand und Kosten betrifft, ist das auch so.

Wenn wir uns aber unseren modernen Sprachgebrauch betrachten, scheint sich wirklich alles um das Thema Energie zu drehen, in allen Lebensbereichen, auch gesundheitlich:
„Mein Akku ist leer".
„Ich bin ganz ausgebrannt" (auf neudeutsch: Ich habe ein Burn-Out-Syndrom).
„Ich glaube, mir zieht jemand die Energie ab", usw.

Immer wenn sich etwas in unserem Sprachgebrauch niederschlägt, hat das zwei ganz entscheidende Auswirkungen auf uns:

1. Es steht eine tiefe Wahrheit dahinter, sonst hätte es sich nicht in der Sprache der jeweiligen Zeit verankert.

2. Es hat auf uns (Aus)-wirkungen – ob wir wollen oder nicht! Wenn quasi alle es wissen und glauben, dann schwingt diese Gedankenenergie allüberall und beeinflusst damit unser Denken, unser Fühlen und auch unsere Materie, unser Immunsystem, unsere Gesundheit, unsere Vitalität und unsere Lebensfreude.

Solch sprichwörtliches Wissen ist Bestandteil morphogenetischer Felder oder des kollektiven Unbewussten nach C.G. Jung.

Morphogenetisches/Morphisches Feld

Dies bezeichnet nach dem britischen Biologen Rupert Sheldrake ein hypothetisches Feld, das als „Formbildende Verursachung" für die Entwicklung von Strukturen sowohl in der Biologie, Physik, Chemie, aber auch in der Gesellschaft verantwortlich sein soll.

Hinweise auf die Existenz dieser morphischen Felder sind zahlreiche Experimente:

Wenn Affen irgendwo auf der Welt eine neue Fertigkeit lernen, so können dies Affen auf anderen Erdteilen plötzlich auch.

Das Gefühl, das man spürt, wenn man von hinten angestarrt wird.

Die Fähigkeit von Haustieren, die Rückkehr ihres Besitzers bereits vor dessen Ankunft zu spüren.

Das kollektive Unbewusste nach C.G. Jung

Neben unserem Bewusstsein gibt es nach Jung zwei unbewusste Anteile. Das persönlich Unbewusste (Dinge, die wir erlebt haben und entweder im Verlauf unseres Lebens vergessen oder verdrängt haben, sind dort abgespeichert) und das kollektive Unbewusste. Dieses besteht aus ererbten Grundlagen der Menschheitsgeschichte. In diesem kollektiven Unbewussten finden sich Archetypen, das sind überall auf der Welt vorhandene Urbilder in der Seele aller Menschen, unabhängig von ihrer Geschichte und Kultur. Durch dieses kollektive Unbewusste verfügen wir praktisch über alle Menschheitserfahrungen seit Adam und Eva.

Siehe auch Eisbergmodell, Seite 176.

Durch dieses gemeinsame kollektive Unbewusste sind wir auch alle miteinander verbunden.

In der Diagnostik haben energetische Verfahren bereits einen breiten Stellenwert. In der Therapie dagegen genießen sie erstaunlich wenig Ansehen.

Beispiele für diagnostische Anwendungen der Energiemedizin in der Schulmedizin:

Röntgenstrahlen (konventionelles Röntgen und Computertomographie): Lichtwellen in einer bestimmten Wellenlänge, man nennt sie dann Röntgenstrahlen, machen Knochen sichtbar. Mit speziellen Computerverfahren (CT) können auch innere Organe, wie Gehirn, Leber usw., sichtbar gemacht werden.

Ultraschall: Mit Schallwellen können viele Körperstrukturen abgebildet werden.

NMR (Kernspintomographie): Sehen Sie sich noch einmal das Atommodel auf Seite 54 mit den eingezeichneten Plus- und Minus- Ladungen und den dazugehörigen Magnetfeldern an. Ein Kernspintomograph, dieses laute, krachende,

Riesenungetüm mit einer Röhre, in der man verschwindet, macht großen Lärm. Dieser entsteht durch Riesenmagnete, die unsere Atome z.B. in der Leber umpolen. Beim Zurückspringen der Energie in den alten Energiezustand wird messbar elektromagnetische Energie frei, aus der der Computer dann Bilder berechnen kann, z.B. ein Bild der Leber. Manche elektrosensiblen Patienten berichten mir immer wieder in der Praxis, dass sie sich nach einer solchen Untersuchung sehr unwohl fühlen. Diese Menschen können offensichtlich den elektromagnetischen Eingriff in ihre Atome fühlen.

EEG: Die elektrischen Hirnströme (siehe auch Seite 57) werden aufgezeichnet.

EKG: Die elektrischen Ströme unseres Herzens können damit sichtbar gemacht werden.

Elektrophysiologie: Neurologen messen noch zahlreiche andere Energien in unserem Körper. Zum Beispiel die Ströme, die beim Sehen oder Hören oder Fühlen sichtbar werden; hier können somatosensibel (SEP) evozierte Potenziale und visuell evozierte Potenziale (VEP) und akustische Potenziale (AEP) gemessen werden. Es kann der Strom der Nerven in Form von Nervenleitgeschwindigkeiten (NLG) und der Strom in Muskeln in Form von Elektromyographien (EMG) gemessen werden.

PET (Positronenemissionstomographie): Die modernste energetische Diagnostik! Auch sehr kleine Tumorzellnester können damit aufgespürt werden, da sie energetisch anders „ticken" als gesundes Gewebe. Besonders spannend ist es mit PET das Gehirn zu untersuchen. Auch das PET ist ein Beweis, dass Gedanken und v.a. auch Gefühle und Stimmungen messbare energetische Phänomene in unserem Gehirn sind. So kann man inzwischen mit PET im Gehirn auch Stimmungen und Gefühle wie Depressionen, Glücklichsein, Angst und anderes messen und so den Ort der jeweiligen Aktivitäten im Gehirn sichtbar machen.

Beispiele für therapeutische Anwendungen der Energiemedizin in der Schulmedizin:

Lasertherapie (=gebündelte Lichtenergie): Besonders in der Dermatologie wird für Hautoperationen ohne Skalpell Lasertherapie gerne benutzt.
Tolle Anwendungsmöglichkeiten gibt es auch in der Augenheilkunde. Mit Laseroperationen kann das Tragen einer Brille vermieden, d.h. eine entsprechende Fehlsichtigkeit unter Umständen vollständig korrigiert werden. Auch der Erhalt der Sehkraft bei Augenhintergrundveränderungen durch Zuckerkrankheit (Diabetische Retinopathie) ist möglich: Hier kann mit Laserenergie die sich ablösende Netzhaut wieder festgeklebt und damit die Sehkraft erhalten werden; eine tolle Methode, die Erblindungen verhindern kann.

Defibrillation: Durch energetische Elektroschockbehandlung können tödliche Herzrhythmusstörungen schlagartig behoben werden.

Schallwellentherapie: Schallwellen werden zur Nierensteinzertrümmerung, bei Kalkschultern oder auch bei Sportverletzungen eingesetzt.

Strahlentherapie: Mit modernen Verfahren können zerstörerische Strahlenarten gezielt auf Tumorzellen oder Metastasen gerichtet werden und diese damit gezielt beseitigen.

Zwischenfazit:

Die Energie des Lichtes (Röntgen, CT, Laser), des elektrischen Stromes (EKG, EEG, Neurophysiologische Untersuchungen) und die des Schalls (Ultraschall, Stoßwellen) sowie Magnetverfahren (NMR) werden wissenschaftlich fundiert sehr erfolgreich energiemedizinisch auch in der Schulmedizin eingesetzt.

Energiemedizinische Verfahren in der Alternativmedizin:

Andere energiemedizinische Verfahren gelten noch als „alternativ". Boshafte Menschen behaupten, das habe damit zu tun, dass man mit diesen Verfahren nicht genügend Geld verdienen könne. Das könnte schon sein!

Kostenvergleich schulmedizinische und alternativmedizinische, energiemedizinische Verfahren

Schulmedizinische Verfahren	Energiemedizinische Verfahren
Kernspintomographie ca. 800,-€	Akupunktur 20-60€ je Behandlung
PET ca. 1200€	Kinesiologie 30-120€ je Behandlung
EKG ca. 10-20€	Magnetfeldtherapie ca.10 € je Behandlung (Ausleihe für ca. 4 Wochen ca. 45€)
EEG 10€	Farblichttherapie ca.20€ je Behandlung
Schallwellentherapie ca. 700-3000€	Entspannungskurs für Affirmationen und Visualisierung 8 Abende ca. 100€
Strahlentherapie mehr als 1000€	
Lasertherapie d. Auges ca. 1000€	Individuelle Visualisierungsübungen 40-100€ je Behandlung
Antidepressivum Citalopram 30mg für 1 Jahr (z. Z. billigste Firma tgl. 1 Tab) ca. 200€	
Trevilor für 1 Jahr (z. Z. billigste Firma) ca. 630€	

Für dieses dritte Programm „Energiemedzin", aber auch für das vierte Programm „Informationsmedizin" und das fünfte Programm „Geistig-seelische Medizin" ist zum Verständnis nochmals unser Atommodell ganz wichtig (siehe auch Seite 54). Andererseits haben Sie auch schon gelernt, dass es nicht so sehr auf die Wahrheit, also auf das bloße Wissen ankommt. Es kommt sehr viel mehr darauf an, dass die Dinge, die wir tun, wirken. Damit aber etwas wirken kann, müssen zumindest wir westliche Menschen es verstehen, die Wissenschaft dazu kennen.

„Glaube versetzt Berge."

Früher, als noch die Kirche unser Weltbild erklärte, galt dieser Spruch im wahrsten Sinne des Wortes. Seit dem Wirken des Philosophen Descartes ist dies anders. Glaube und Wissen wurden auseinanderdividiert. Erst die modernen Physiker bringen beides wieder zusammen, und so gilt dieser Spruch heute durchaus wieder. „Gedankenenergie schafft Realitäten" oder „Glaube versetzt Berge", beides kann synonym wieder verwendet werden.

Sehen Sie sich das Atommodell nochmals an:

Energiemodell

Hätte der Atomkern Fußballgröße, dann wäre der Abstand von einem Atomkern zum anderen

20 km

Elektron — Atomkern — Elektron — Atomkern

Magnetfeld — Magnetfeld — Magnetfeld

Wenn wir also hauptsächlich aus elektromagnetischen Energiefeldern bestehen (Sie erinnern sich an Einsteins Ausspruch: „Wir Menschen sind Energiewesen"), können positive Energien von außen diese unsere Energiefelder stärken oder negative Energien (zum Beispiel Elektrosmog) unsere Energiefelder schwächen. Eine Stärkung unserer Energiefelder würde zu mehr Gesundheit, Vitalität, Lebensfreude, beruflichem und persönlichem Erfolg, mehr Gelassenheit, Vertrauen, aber auch zu besserer Selbstregulation und Selbstheilung führen.

Schwache Energiefelder oder eine Schwächung unserer Energiefelder von außen bedeuten demnach: Krankheit, Burn out, Erschöpfung, Depression, Verspannungen usw.

Stärkung unserer Energiefelder

Sonnenlicht (unsere eigentliche Lebensquelle)
Erdmagnetfeld
Normale kosmische Strahlung, gefiltert durch Atmosphäre
Positive Schwingungen in Form von
- Düften
- Musik
- Farben/Farblicht
Positive Affirmationen
Positive Visualisierungsübungen
Fröhlichkeit
Optimismus
Geselligkeit
Zufriedenheit
Gelassenheit
Inneres Engagement
Selbstvertrauen

Schwächung unserer Energiefelder

Elektrosmog (Handys, Sendemasten, Hochspannungsleitungen, Umspann-
werke ect.)

Kosmische Strahlung ohne Filterung durch die Atmosphäre(Ozonloch!)

Geschwächtes Erdmagnetfeld durch Aufenthalt in Stahlbetonbauten und Autos

Nachrichten in Funk, Fernsehen und Presse (= 90% Negativmeldungen)

Negative Schwingungen, wie aggressive Musik

Negatives Denken

Verbitterung

Unterdrückter Groll

Angst und verborgene Ängste

Enttäuschungen

Verluste

Frustrationen

Ungelöste Konflikte

Habgier

Unerfüllte Träume

Destruktive Geisteshaltung

Angestauter Ärger

Alles, was elektromagnetischen bzw. energetischen Wellencharakter hat, kann unsere Energiefelder beeinflussen; alles, was Schwingungen (=Wellen) darstellt, alles, was schwingt, kann unsere eigenen Energiefelder stärken oder schwächen.

Wie funktioniert eigentlich diese Beeinflussbarkeit durch Schwingungen, durch elektromagnetische Wellen? Um dies zu verstehen, wagen wir einen winzigen Blick in die Wellenphysik.

Wellenphysik

Tipp: Machen Sie doch einfach einen Ausflug an einen See, Badeweiher, vielleicht auch ans Meer. Stehen Sie so im Wasser, dass Sie bequem mit den Händen an der Wasseroberfläche eine Welle erzeugen können. Schicken Sie dieser Welle eine weitere hinterher und noch eine und noch eine. Was beobachten Sie? Die Welle wird größer, wird stärker, bekommt mehr und mehr Energie.

Die Theorie dazu:

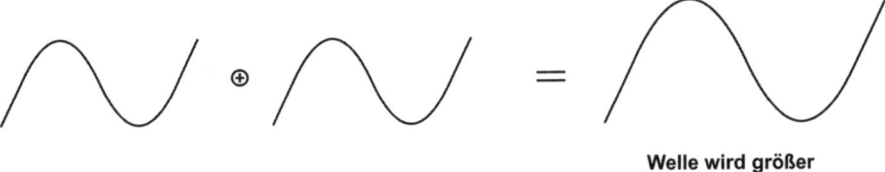

Welle wird größer

Machen Sie ein zweites Experiment und schicken Sie Ihrer erzeugten Welle eine etwa gleich große und gleich starke genau gegenläufige Welle entgegen. Ihre Beobachtung? Das Wasser kommt annähernd zum Stillstand. Die beiden Wellen schwächen sich ab, ja, Sie löschen sich sogar ganz aus.

Auch hierzu die Theorie:

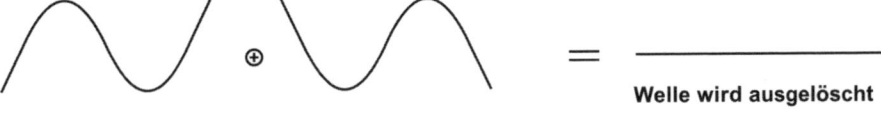

Welle wird ausgelöscht

Genau diese Effekte passieren auch in unseren Atomenergiefeldern, je nachdem, ob wir verstärkende Wellen hineinschicken oder abschwächende (zum Beispiel negative Gedankenenergie).

Am Anfang dieses Kapitels über Energiemedizin sprachen wir über unsere Redewendungen und Begriffe und deren tiefen Wahrheitsgehalt: Burn out, Batterie leer, Akku leer, energielos.
Ganz am Anfang des Buches zitierte ich Aristoteles:

„Die Seele denkt in Bildern."

So ist der Akku, die Batterie, an dieser Stelle ein sehr schönes, passendes Bild für uns. Stellen Sie sich vor, jeder von uns hat solch einen Akku.

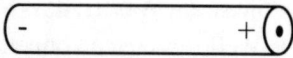

Ist unser Akku voll, gelingt unser Leben in all unseren Lebensbereichen:

Lebensbereich Partnerschaft:
Mit vollem Akku sind wir toleranter, liebevoller, kompromissfähiger; Partnerschaft gelingt erfolgreich.

Lebensbereich Familie:
Ist die Batterie voll, gehen wir mit den Anforderungen, die unsere Kinder und Familienangehörigen an uns stellen, souverän um.

Lebensbereich Beruf:
Egal, ob der Job Schule, Lehre, Angestellter, Top-Manager oder Chefsein heißt, mit vollem Akku sind wir leistungsfähig, belastbar und kreativ; damit kommen wir im Job weiter, entwickeln uns, und die Arbeit bleibt spannend und macht Spaß.

Lebensbereich Gesundheit und Lebenssinn:
Zu diesen beiden Bereichen möchte ich im Folgenden ein wenig ausholen.

Beginnen wir mit dem Lebensbereich Gesundheit:

Der Mensch besteht aus 100 Billionen = 100 000 000 000 000 Zellen.

Jede Sekunde(!) werden 50 000 000 Zellen erneuert!

In unserem Körper werden in jeder Sekunde 50 Millionen Zellen erneuert; dazu ist sehr viel Energie nötig, eine wirklich volle Batterie. Sonst passieren Fehler. Fehlerhafte Zellen sterben ab, betreffende Organe arbeiten dann nicht optimal, Krankheiten entstehen. Fehlerhafte Zellen können auch zu sogenannten Krebszellen entarten.

Bei genügend gefüllter Energiebatterie werden diese fehlerhaften Krebszellen von speziellen Immunzellen (natürliche Killerzellen) beseitigt. Arbeiten diese wegen Energiemangel nicht korrekt, kann dies eine Krebserkrankung zur Folge haben. Fehlt es unseren Immunzellen an Energie, stolpern wir von einem Infekt zum andern, oft im unpassendsten Augenblick. Mangelnde Energie im Immunsystem kann auch dazu führen, dass die Immunzellen konfus übernervös aktiv sind. Sogenannte Autoimmunerkrankungen oder Allergien sind das Ergebnis dieser Nervosität.

Bei Allergien regen sich die nervösen Immunzellen eigentlich völlig unsinnig über kleine Gräserpollen, Katzenhaare oder Hausstaubmilbenkot auf. All diejenigen, die Heuschnupfen, Neurodermitis oder gar Asthma haben, können ein Lied davon singen.

Autoimmunerkrankungen zu haben bedeutet, dass das Immunsystem körpereigene Strukturen angreift. Beliebte Ziele sind die Schilddrüse (so genannte Hashimoto-Thyreoiditis oder Morbus Basedow), die Gelenke (typisches entzündliches Rheuma) oder die Darmschleimhaut (Morbus Crohn und Colitis ulcerosa).

Auch degenerative Erkrankungen, sogenannte „Abnützungserscheinungen" wie Gelenkarthrose und Bandscheibenprobleme, müssen von einem chronischen Energiemangel in den Gelenk- und Bandscheibenatomen herrühren. Hätte Degeneration etwas mit Abnützung oder Alter zu tun, müsste es ja jeder ab einem bestimmten Alter haben. Warum steigen manche mit 70 Jahren noch aufs Matterhorn, während andere sich mit dem Rollstuhl herumfahren lassen?

Man kann es sich generell so vorstellen, dass unser Biosystem bei vollem Akku optimal funktionieren kann, auch wenn unsere Umweltbedingungen nicht immer ganz optimal sind. Das heißt, Fehlleistungen des Biosystems, wie z.B. Bluthochdruck (oder auch zu niedriger Blutdruck), Diabetes, Arterienverkalkung und vieles mehr, wären durch chronischen Energiemangel erklärbar und folglich durch Auffüllen der Akkus behebbar!? Zumindest müsste man durch genügende Energiezufuhr und damit vollen Akkus diesen Krankheiten vorbeugen können.

Noch ein Beispiel zum Lebensbereich „Gesundheit":
Eine der häufigsten Konsultationsgründe des Hausarztes und Orthopäden sind Rücken- und Gelenkschmerzen. Die wirkliche Schmerzursache ist dabei in der Regel nicht in den Knochen, in den Wirbelkörpern oder in den Gelenken selbst zu finden. In der Regel gehen die Schmerzen von den umgebenden Muskeln und deren Sehnen aus, da sich diese Muskeln verspannen und damit sinnvollerweise versuchen das Gelenk oder die Wirbelsäule zu stabilisieren. Diese Verspannungen bzw. der Zug an den Muskelsehnen und Sehnenansatzpunkten am Knochen (das ist auch der Fall bei Tennisellbogen und Achillessehnenproblemen) macht den eigentlichen Schmerz aus. Die Lösung des Problems wären also entspannte Muskeln! Dazu muss man wissen, dass nicht nur Muskelanspannung, sondern auch Muskelentspannung Energie braucht. Nur wenn genügend Energie vorhanden ist, können sich Muskeln entspannen. Also auch bei Wirbelsäulen und Gelenkschmerzen ist ein voller Akku vonnöten.

Und zuletzt: Depression, Burn out, Erschöpfung, Ängste und Angstkrankheit sind alles Energiemangelerscheinungen. Diese Erscheinungen sind also theoretisch durch Energiezufuhr zu verbessern. Immerhin ist die Lichttherapie bei Winterdepressionen sogar schulmedizinisch anerkannt und empfohlen.

Fazit:
Energiemedizin, d.h. Energiezufuhr, füllt unseren Akku auf. Bei vollen Akkus funktionieren alle Gesundheitssysteme und Lebensbereiche optimal; damit steht mit Energiemedizin ein umfassendes Verfahren zur Verfügung, das sich von dem Verfahren des zweiten Programmes „Chemische Medizin" wesentlich unterscheidet.

Chemische Mittel helfen jeweils nur für eine bestimmte Erkrankung. Bei mehreren Erkrankungen benötige ich also unter Umständen mehrere Mittel, was wiederum Wechselwirkungen und Nebenwirkungen bedeuten kann. Eine typische Kombination solcher Medikamente bei Patienten sind ß-Blocker für den Bluthochdruck, Blutzuckermedikamente für den Diabetes, Schmerzmittel für den Tennisellbogen, muskelentspannende Mittel für den Rücken usw. Dagegen würde die energiemedizinische Therapie bedeuten, den Akku aufzufüllen. Dadurch würden alle Probleme mit einer Methode verbessert werden können.

Ein vielleicht doch ernst gemeinter religiöser Aspekt:
Der liebe Gott hat Adam und Eva erschaffen. Er wusste, dass Adam und Eva von selbst funktionieren können. Hätte er von Haus aus in all seiner göttlichen Allwissenheit gewusst, dass Adam und Eva eine erhebliche Pannenkonstruktion darstellen, so hätte er sicher gleich einen entsprechenden Klempner (=Arzt) mit erschaffen.

Bleibt noch ein letzter Lebensbereich, nämlich unsere Lebensphilosophie, unsere Lebensziele zu besprechen:
Viele Menschen sind nicht eigentlich ihr eigener Chef im Leben; sie sind nicht der eigene Schöpfer ihres Lebenswegs. Viele lassen sich von den Umständen bestimmen und im Leben herumschupsen. Der Freund, die Freundin, der Ehepartner, die Eltern oder die Schwiegereltern, der Chef, die Nachbarn, alle bestimmen deren Lebensweg. Diese Menschen agieren nicht, sie reagieren immer nur auf die Gegebenheiten ihrer Umgebung. Und auch das macht krank. Das Herumgeschupstwerden, die unerfüllten Lebensträume kosten uns Energie. Welchen Menschen widerfährt solch ein Lebensweg? Den Menschen, deren Akku nicht voll ist!!!!

Urlaub

Viele Menschen planen ihren Urlaub wesentlich genauer und intensiver als ihr eigenes Leben. Bei der Urlaubsplanung werden Angebote eingeholt, Preise verglichen, die Planung erfolgt oft bis auf den Tag, bis auf die Stunde, bis ins Detail. Warum planen wir nicht auch unser Leben genauer?

Sie alle kennen aber auch Menschen mit richtig vollen Akkus: Diese Menschen designen ihr Leben selbst, sie verwirklichen ihre Lebensträume, sie überwinden Hindernisse scheinbar spielerisch, sie scheinen keine Probleme zu kennen. Oder besser gesagt, sie machen aus jedem Problem ein Projekt, ein Zukunftsprojekt; sie finden Lösungen. Zukunftsprojekte machen Spaß und führen zu stetiger

Weiterentwicklung und zu dauerndem Wachstum. Diese Menschen haben volle Akkus; und sollte einmal mehr Strom verbraucht werden, so wissen diese Menschen, dass es zuallererst wichtig ist, sofort die Batterie wieder aufzufüllen. Diese Menschen machen sich selbst zuallererst wichtig und haben schließlich auch genügend Energie, um für andere da zu sein, karitativ zu wirken, ehrenamtlich tätig zu sein.

„Du sollst deinen Nächsten lieben wie Dich selbst"

Bibel

Dieser Bibelspruch wird von den Menschen mit vollem Akku voll und ganz verstanden und richtig interpretiert. Ich soll meinen Nächsten lieben! Wie soll ich ihn lieben? Ich soll ihn so lieben wie mich selbst. Also, zuallererst stehe ich selbst. Zuallererst habe ich dafür zu sorgen, dass mein Akku voll ist. Dann habe ich genügend Energie, um Nächstenliebe zu pflegen.

(Für Interessierte sollen im Folgenden einige dieser alternativen, energiemedizinischen Verfahren näher beleuchtet werden. Falls Sie diesen Teil zunächst überspringen wollen, lesen Sie auf alle Fälle weiter im Kapitel „Die Macht Ihrer eigenen Gedanken über sich und Ihre Gesundheit" Seite 145.)

alternative energiemedizinische Verfahren:
- Akupunktur
- Lichttherapie
- Farblichttherapie
- Magnetfeldtherapie
- Mentaltechniken (Gedankenenergie)

a) Akupunktur

Akupunktur ist uns aus der chinesischen Medizin seit etwa 5000 Jahren bekannt. Der Erfolg, mit dem Akupunktur in der chinesischen Medizin in dieser langen Zeit eingesetzt wurde, spricht für sich.

Selbst die deutschen Krankenkassen bezahlen zur Zeit Akupunkturbehandlungen bei Knieschmerzen und Rückenschmerzen; bei diesen Erkrankungen soll Akupunktur, durch Studien nachgewiesen, helfen, bei anderen Krankheiten (laut deutschen Studien und Krankenkassen) soll sie nicht hilfreich sein. Hier handelt es sich wieder um einen typischen Unsinn unserer Studiengläubigkeit. Alle Ärzte, die Akupunktur einsetzen, wissen, dass sehr wohl alle Krankheiten auch mit Akupunktur behandelt werden können.

Mit Potenziometern, Spannungsmessgeräten bzw. Messgeräten für den Hautwiderstand können Akupunkturpunkte sogar messtechnisch nachgewiesen werden, da diese Akupunkturpunkte einen anderen Hautwiderstand als die übrige Haut haben.

Zu vielen energetischen Verfahren wie eben Akupunktur, Aromatherapie, Klang- und Musiktherapie sowie Entspannungstechniken gibt es reichlich Literatur. Auf diese sei hier verwiesen.

Vier Verfahren scheinen mir bisher etwas stiefmütterlich und nicht ausdrücklich behandelt zu sein, weswegen sie hier noch ein wenig Raum erhalten sollen:

Es sind dies:
1. Biophotonen aus unserer Nahrung
2. Farblichttherapie
3. Magnetfeldtherapie
4. Gedankenenergie

b) Biophotonen aus unserer Nahrung

Photonen – Biophotonen
Photon kommt von griechisch phos= Licht. Physikalisch bedeutet Photon die elementare Anregung des quantisierten elektromagnetischen Feldes. Anschaulich gesprochen sind Photonen das, woraus elektromagnetische Strahlung besteht. Photonen können Teilchen, aber auch Wellen sein. Das heißt Photonen sind die Art von Energie, die in **allem** steckt. Über Photonen kann Energie von einem Ort zum anderen, von einer Pflanze zum Menschen, von einem Menschen zum anderen etc. übertragen werden. Für seine **Lichtquantenhypothese** hat Einstein 1921 den Nobelpreis bekommen! Jegliche elektro-

magnetische Strahlung, von Radiowellen bis hin zu Gammastrahlung, ist in Photonen quantisiert. Das bedeutet, die kleinste Menge an elektromagnetischer Strahlung beliebiger Frequenz ist ein Photon. Photonen haben eine unendliche natürliche Lebensdauer! Bei einer Vielzahl physikalischer Prozesse können Photonen erzeugt, aber auch vernichtet werden. Ein Photon befindet sich nie in Ruhe, sondern bewegt sich immer mit Lichtgeschwindigkeit (c).

Biophotonen sind die Photonen, die von Lebewesen oder biologischem Material als elektromagnetische Strahlung ausgesandt werden.

In den klassischen Naturheilverfahren gibt es drei Hauptsäulen der Therapie. Das sind Entspannungstechniken (Ordnungstherapie), Bewegung und Ernährung. Bezüglich der Ernährung wollen wir uns jetzt einige energiemedizinische Aspekte ansehen. Dazu ein paar Grundlagen.

Die Nahrungskette: Pflanzen an Land oder Algen im Wasser dienen bestimmten Tieren als Nahrung. Diese Tiere wiederum stehen auf dem Speisezettel größerer fleischfressender Tiere. Am Ende der Nahrungskette steht dann der Mensch, der unter Umständen sich von den fleischfressenden Tieren ernährt; Menschen als Allesesser ernähren sich neben Fleisch aber auch von Pflanzen wie Salat, Gemüse und Obst.

Diese Nahrungskette hat für uns Menschen zweierlei praktische Bedeutung:
1. Schadstoffkumulation
2. Energiegewinn

Schadstoffe reichern sich nämlich von Nahrungskettenstufe zu Nahrungskettenstufe mehr und mehr an. Dieses Problem der Schadstoffkumulation im Laufe der Nahrungskette wollen wir aber hier links liegen lassen; dass Bio-Produkte und ökologischer Landbau und ein eher vegetarischer Touch in der Ernährung gesund sind, das weiß inzwischen jedes Kind.
Hier interessiert uns das Thema Energie in der Nahrung:
Keine Pflanze wächst ohne Licht. Sie können Pflanzen noch so sehr pflegen und düngen, bei wenig Licht werden sie kümmerlich wachsen, ohne Licht überhaupt

nicht. Mit viel Licht gedeihen Pflanzen prächtig. Licht auf der Erde bedeutet Sonnenlicht! Ohne Sonne, ohne Licht kein Leben! Da wundert es nicht, dass viele Völker (Ägypter, Majas, Indios…) den Sonnengott anbeteten. Letztendlich beteten sie damit ihre Lebensquelle bzw. das Leben selbst an.

Zahlreiche Forscher sind diesem lebensspendenden Phänomen des Lichtes intensiv nachgegangen. Ein moderner, sehr erfolgreicher Forscher in diesem Bereich ist Professor Popp, von dem es zahlreiche Studien, Veröffentlichungen und auch Bücher über das Thema der Bio-Photonen gibt. Er hat entscheidend diesen Begriff der Bio-Photonen mit geprägt. Bio-Photonen, das sind – wie Sie inzwischen schon wissen – Lichtteilchen oder Wellen, die von biologischen Substraten (Salat, Fleisch ect.) abgegeben werden. Professor Popp und andere haben Geräte entwickelt, mit denen man dieses vom Salat oder Fleisch abgegebene Licht messen kann.

Qualitätssiegel „Energetisch wertvoll"

Dazu ein Beispiel:
Ein Salat, der im Freiland von der Sonne beschienen wächst, hat tagtäglich stundenlange Licht- und Sonnenenergie zur Verfügung und damit während seiner Wachstumsperiode viele, viele Bio-Photonen aufgenommen. Licht = Energie, d.h., dieser Salat hat ganz viel Sonnen-/ Licht-Energie gespeichert; diesem Salat könnte man das Qualitätssiegel „energetisch wertvoll" verleihen.
Ganz anders der Salat aus dem Gewächshaus. Die Verglasung lässt verschiedene natürliche Lichtfrequenzen nicht hindurch. Diese Energien fehlen dann dem Gewächshaussalat. Dieser Salat wächst in der Wärme des Gewächshauses und dank Kunstdünger in der Regel auch viel schneller; damit hat er also viel weniger Zeit, Lichtenergie aufzunehmen. Er ist energetisch weniger wertvoll.

Könnte man technisch das Biophotonenmessgerät von Prof. Popp wie ein kleines, handgroßes Messgerät bauen, so könnten Sie damit über den Wochenmarkt gehen und durch Messungen herausfinden, welches Gemüse bzw. Obst, welcher Salat energetisch wertvoll ist.
Der Gewächshaussalat würde wenig Biophotonen abgeben, da er wenig speichern konnte. Das Messgerät würde dies anzeigen. Das Gegenteil wäre beim Freilandsalat der Fall.

Dasselbe gilt natürlich – aus energetischer Sicht – auch für das Legebatterieei gegenüber dem Ei freilaufender Hühner. Es gilt auch für das Hühnchen selbst. Konnte es sein Leben lang im Freien, in der Sonne unterwegs sein oder war es in einen Stall gesperrt? Und ebenso gilt dies für die Stallkuh und deren Steak im Vergleich zur Weide– oder Almkuh.

c) Farblichttherapie

Übrigens, auch wir Menschen können ohne Licht nicht leben. Würden wir bei bestem Essen und Trinken mit allen erdenklichen Vitaminen in völliger Dunkelheit leben müssen, wären wir nach einigen Monaten tot, weil uns das nötige Quantum Lichtenergie/ Biophotonen fehlt.

Lassen wir uns das soeben Gesagte noch einmal richtig auf der Zunge zergehen und erinnern wir uns an unser Atommodell und an Einsteins Zitat „Wir sind Energiewesen!“.

Dann könnte man doch zu dem Schluss kommen, dass wir alleine vom Licht leben können müssten. Einfach Lichtenergie in den Akku tanken, in die Atome. Wozu umständlich Steak und Salat essen? Wir wissen ja, das Wichtigste, die eigentliche Energiequelle in der Nahrung, ist die darin in Form von Biophotonen gespeicherte Energie.

Ein Vergleich aus der Technik: Damit ein Auto fährt, braucht es Energie; derzeit verwenden wir Benzin, das wir aus Erdöl gewinnen; Erdöl entstand vor zigtausenden von Jahren aus Pflanzen; diese hatten die Energie aus der Sonne. Das Auto gewinnt seine Energie also ähnlich umständlich. Wie wir aus dem Steak Energie gewinnen, braucht das Auto umständliche und nicht ungefährliche Erdölförderung.

Im Automobilbau haben wir heutzutage zwar noch nicht technisch optimal ausgereift, aber immerhin das Elektroauto zur Verfügung. Dieses arbeitet mit Stromenergie, mit einer Batterie. Oder noch direkter, Solarautos. Diese Solarautos nutzen direkt die Sonnenenergie, toll!
Stellen Sie sich einmal vor, wir Menschen könnten zukünftig wie ein Solarauto funktionieren; wir könnten uns direkt vom Licht ernähren. Solange unsere Son-

ne noch lebt, wären alle Ernährungs- und Hungerprobleme auf der Welt gelöst. Unsere Hauptnahrungsquelle wäre dann das Licht. Schön zum Essen gehen oder etwas Feines sich auf den Grill zu legen wären einfach Unterhaltung und Luxus, aus energetischen Gründen aber nicht zwingend notwendig.

Natürlich klingt das verrückt. Denken Sie aber auch an den Anfang des Buches zum Thema Heraus (!)-Forderung. Denken Sie an Jules Vernes Science-Fiction-Romane, die heute technisch gesehen alter Hut sind.

Und noch etwas: Es gibt eine ganze Reihe von Menschen weltweit, die nachweislich zum Teil seit vielen Jahren nichts essen und trinken, sich also nur von Lichtenergie ernähren. In Süddeutschland kennt man die Therese von Konnersreuth und andere. Jasmuheen ist bezüglich ihrer Lichtnahrung weltbekannt.

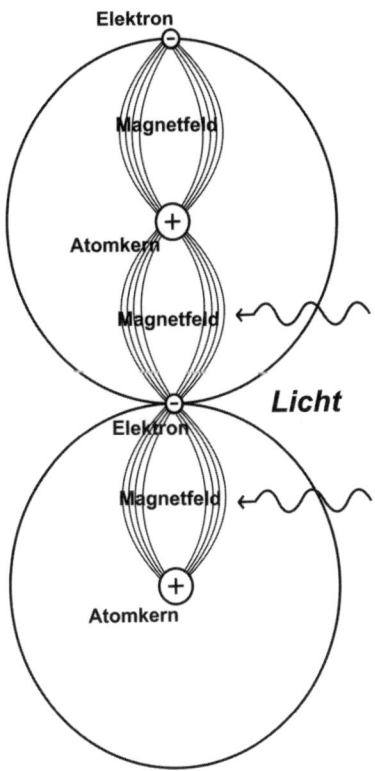

> **Licht**
>
> Licht kann ein Teilchen (Photon) oder eine Welle sein.
>
> Licht hat auch gesellschaftliche Bedeutungen:
> Symbol für Intelligenz – ein Lichtblick
> Mangel an Intelligenz= geistige Umnachtung
>
> Im Christentum: Jesus ist das Licht. Die Erschaffung des Lichts war in der biblischen Schöpfungsgeschichte das erste Werk Gottes.

Dass wir ohne Licht nicht leben können, wissen Sie schon! Weißes Licht, wie wir es üblicherweise im Alltag und von der Sonne kennen, ist Licht, das aus allen vorhandenen Lichtfarben zusammengesetzt ist. Farbiges Licht hingegen enthält nur bestimmte Wellenlängen, bestimmte Spektren des Lichts.

Hier können wir wieder einmal den tiefen Wissensschatz unserer Sprache bemühen. Man sagt: „Wir sind auf der gleichen Wellenlänge". Soll heißen: Wir harmonieren gut, unsere Energiewellen verstärken sich (siehe Kapitel Wellenphysik, Seite 115). Kann auch heißen: Wir können einander Energie geben, weil unsere Wellen zusammenpassen.

So können auch bestimmte Wellenlängen des Lichts, das heißt bestimmte Farben, unseren Körperatomen Energie geben. Dies hat ein dänischer Forscher namens Dr. Finsen wissenschaftlich aufgearbeitet und dafür den Nobelpreis der Medizin erhalten.

Dass uns Licht Energie spenden kann, das kennen Sie aus dem Alltag: Erinnern Sie sich nur an einen schönen, klaren, sonnigen Sommermorgen; Sie stehen schon mit Freude aus dem Bett auf, Sie haben Auftrieb, Sie haben Pläne, Sie haben Energie an diesem schönen, lichtdurchfluteten Sommermorgen. Stellen Sie sich alternativ einen Novembermorgen vor; es ist trübe, es ist neblig, es ist dunkel und duster bis neun Uhr vormittags. Sie würden am liebsten im Bett liegen bleiben, Sie haben zu nichts Lust, Ihnen fehlen Auftrieb und Elan.

Ein anderes Beispiel:
Betrachten Sie doch einmal Südländer, beispielhaft vielleicht einen Sizilianer. Er ist immer quirlig, macht immer Action, ist immer aktiv und gut drauf. Stellen Sie sich vergleichsweise ein Nordlicht aus Hamburg oder Oslo vor. Diese Menschen sind behäbiger, ruhiger, introvertierter... Woran liegt es? Der Sizilianer hat fünfmal so viele Sonnenstunden wie der Hamburger. Ergo: Der Sizilianer hat viel mehr (Licht) – Energie als der Hamburger.

Da Farblichttherapie für die meisten Leser unbekannt sein dürfte, möchte ich hier zur besseren Einordnung in unsere Welt einer **Medizin, die jeden angeht,** kurz zwei Kasuistiken bzw. Hinweise zu Anwendungsbeispielen einfügen:

In meiner hausärztlichen Praxis arbeite ich seit nunmehr über zehn Jahren begeistert mit Farblichttherapie (siehe auch www.vitalaerzte.com).

Mein ältester Patient: eine 86jährige Dame, die sich einer Unterleibsoperation unterziehen musste. Sie kam dreimal zur Farblichttherapie, um für die Operation einen vollen Akku zu haben. Sie versprach sich davon ein besseres Überstehen der Operation, eine schnellere Regeneration und, möglichst keine Komplikationen erleiden zu müssen. Es traf alles wunschgemäß ein. Sie konnte sogar bereits zwei Tage früher als geplant aus der Klinik entlassen werden.
Sechs Wochen später stand dann noch der Ehemann bei mir in der Praxis mit der Frage: „Was haben Sie mit meiner Frau gemacht?" Ohne meine Antwort abzuwarten, schilderte er mir, dass sie viel ruhiger sei, nicht mehr so nervös wegen aller möglichen Dinge, die sie in der Zeitung liest und in den Nachrichten hört. Sie sei viel gelassener, viel ausgeglichener, er empfinde dies als sehr angenehm und wolle jetzt auch einige Behandlungen durchführen lassen.

Mein jüngster Patient: sechs Monate. Der kleine Mann hatte mit sechs Monaten bereits drei Lungenentzündungen hinter sich, das Immunsystem schien schlecht zu sein! Auf dem Schoß der Mutter führten wir drei Farblichttherapiesitzungen durch. Entgegen der üblichen Statistik, wonach Kinder in diesem Alter zwölf Infekte pro Jahr erleiden, musste ich dieses Baby während des gesamten folgenden Jahres nie mehr wegen eines Infektes ärztlich behandeln. Nebenbei hatte die Mama ja auch an der Farblichtsitzung teilgenommen und so wurde auch ihr Akku, der durch die Krankenhausaufenthalte im Rahmen der Lungenentzündung bei ihrem Söhnchen doch auch gelitten hatte, aufgefüllt. Durch diesen vollen Akku bei der Mama konnte diese auch wieder mehr Optimismus ausstrahlen (siehe Kapitel Gedankenenergie, Seite 60 und 149), so dass unser kleiner Patient sicherlich auch hiervon profitierte.

Anwendungsmöglichkeiten:
Am häufigsten setze ich Farblichttherapie in meiner täglichen Praxisarbeit ein bei Depressionen, Burn-out-Problemen, allen psychosomatischen Erkrankungen, aber auch bei Bluthochdruck, bei chronischen Infekten wie z.B. chronischen Nasennebenhöhlentzündungen und vielem mehr. Eine begleitende medikamentöse Therapie ist in der Regel nicht notwendig, Psychopharmaka mit Abhängigkeitspotential können vermieden werden; selbst geplante Psychotherapien können nach einigen Farblichtsitzungen häufig wieder abgesagt werden.

d) Magnetfeldresonanztherapie

Magnetfeldresonanztherapie zählt offiziell zu den alternativen Verfahren. Hier steht aktuell ein gewisser Wandel vor der Tür. Die Schulmedizin akzeptiert z.B. Magnetfeldresonanztherapie bei nicht heilenden Knochenbrüchen; hier sorgt diese Magnetfeldtherapie prompt und sicher und innerhalb kurzer Zeit für ein ausreichendes Knochenwachstum. Dadurch heilen auch Knochenbrüche wieder zusammen, die vorher über ein halbes oder dreiviertel Jahr oder länger keinerlei Anstalten zu einer vernünftigen Bruchheilung gemacht hatten.

Reha-Einrichtungen, ambulante wie stationäre orthopädische Einrichtungen arbeiten seit vielen Jahren erfolgreich mit Magnetfeldresonanztherapie. In teuren Privatkliniken ist Magnetfeldresonanztherapie ein fester Therapiebestandteil, wenn auch derzeit von gesetzlichen wie privaten Kassen ein nicht bezahlter Therapiebestandteil. Wegen der tollen Heileffekte wird Magnetfeldresonanztherapie v.a. von Orthopäden, Sportmedizinern, Unfallchirurgen und Allgemeinmedizinern geschätzt.
Besonders geschätzt wird Magnetfeldresonanztherapie im Leistungssport. Sie finden kaum eine Nationalmannschaft, egal, in welcher Sportart, kaum einen

bedeutenden Fußballclub, wo nicht Magnetfeldresonanztherapie ein fester Bestandteil zur energetischen Unterstützung der Sportler ist.

Magnetfeldresonanztherapie wird auch eingesetzt zum passiven Aufwärmen vor dem Sport und zur Therapie nach dem Sport, um Zerrungen und Mikroverletzungen schneller ausheilen zu können. Insbesondere auch Marathonläufer und Triathleten sind begeisterte Magnetfeldtherapieanwender.

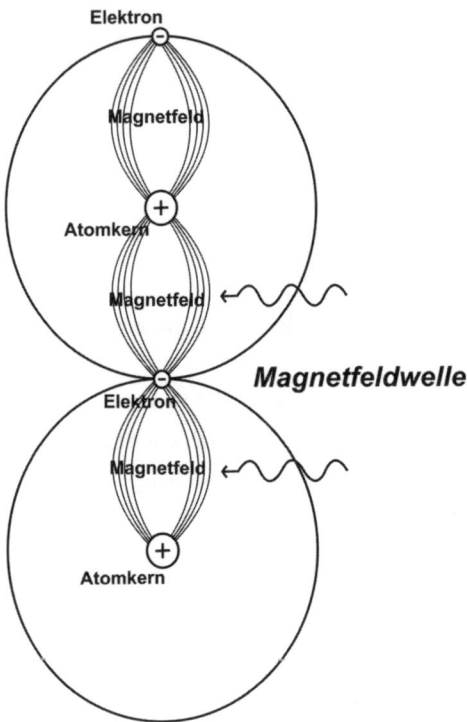

Magnetfeldwellen sind wie Licht eine elektromagnetische Energiewelle; der Unterschied zum Licht besteht lediglich darin, dass Magnetfeldwellen für unser beschränktes Sinnesorgan Auge unsichtbar sind.

Damit wäre ja schon alles klar.

Aber Sie wissen ja bereits, dass mehr Wissen die Chance auf mehr Wirkung bedeutet.

Also was steckt noch dahinter?

Seit es Menschen gibt (und auch schon früher), gibt es ein Erdmagnetfeld, das sich zwischen unserem Nord- und Südpol über den ganzen Globus ausspannt. Dieses Erdmagnetfeld hat sich schon aufgebaut, lange bevor das erste Leben auf der Erde entstand.

Professor Werner Heisenberg, Nobelpreisträger der Physik, sagt dazu: „Ohne Magnetfeldenergie ist kein Leben auf der Erde möglich."

Eigentlich wussten Sie das auch schon. Denn wenn alles aus Atomen besteht mit diesen 20 km großen elektromagnetischen Feldern ist doch klar, dass wir elektromagnetische Energie zum Leben brauchen. Elektromagnetische Energie ist also ein wichtiges Lebensmittel! Elektromagnetische Energie ist übrigens messbar. Unser Erdmagnetfeld hat eine Stärke von ca. 0.5 Gaus (eine andere Maßeinheit für Magnetfeldenergie ist übrigens Tesla). So kann man auch die Magnetfeldstärke technischer Geräte, wie z.B. Ihres Handys, von Trafos, von Stromleitungen im Haus, aber auch von Hochspannungsleitungen, exakt messen.

Ergebnisse aus der Raumfahrt haben schon öfters Fortschritte für die Menschheit gebracht, so auch bei der Magnetfeldresonanztherapie.

Als die ersten Kosmonauten länger in der Erdumlaufbahn waren, kamen sie krank zurück. Alle üblichen Messwerte, wie Laborwerte, EKG etc., brachten keine Erklärung. Man nannte dieses unbekannte Phänomen Weltraumkrankheit. Dabei lag nahe, dass das Fehlen des Erdmagnetfeldes (im Weltraum war man ja außerhalb von dessen Wirkbereich) ursächlich sein könnte. V.a. die russischen Physiker haben hier intensiv geforscht und sogar Methoden entwickelt, wie man bei den Kosmonauten die fehlenden Energien messen und mit Magnetfeldtherapiesystemen dann gezielt wieder zuführen konnte. Dadurch hatten die russischen Kosmonauten v.a. bzgl. der Langzeitaufenthalte im Weltraum für längere Zeit gegenüber den Amerikanern deutlich die Nase vorne.

Pfarrer Kneipp und Magnetfeldtherapie?

Pfarrer Kneipp hatte bekanntermaßen als Nichtmediziner ein gutes Gefühl, gute Intuitionen für Gesundheitsförderliches.

Eine seiner Empfehlungen war **Taulaufen.**

Was passiert beim Taulaufen?
Durch das harmonische Heben und Senken der Füße bewegen wir die Magnetfelder unserer Muskelfasern, die durch Bewegung verstärkt werden, im Magnetfeld der Erde. Durch dieses quasi Aneinanderreiben dieser beiden Energien kommt es zu einer Art Dynamoeffekt, genauso, wie wenn ich durch das Bewegen des Fahrrads den Dynamo antreibe und Energie für das Fahrradlicht gewinne. Durch Taulaufen laden wir also unseren eigenen Dynamo auf.

Taulaufen – eine biologische Magnetfeldresonanztherapie!

Inzwischen gibt es zigtausende, wirklich zigtausende von Studien und Forschungsergebnissen aus aller Herren Länder zur Wirkung von Magnetfeldtherapie. Es gibt Forschungsergebnisse zur Grundlagenforschung, zu Wirkungen in allen Medizinbereichen wie Orthopädie, Neurologie, Unfallchirurgie, innere Medizin, Augenheilkunde…; es gibt genauso zahlreiche Forschungsergebnisse aus dem Leistungssport wie aus dem Bereich der Prävention (siehe Literaturverzeichnis).

Letztendlich geht es ja darum, unseren Akku mit Magnetfeldtherapie voller zu machen und damit in **allen Lebensbereichen** Profit daraus zu schlagen.

Ich behaupte sogar, **Magnetfeldresonanztherapie** ist heute ein lebensnotwendiges **Lebensmittel für jeden,** wie Brot und Wasser!
Warum?
Die meisten von uns leben in soliden Häusern, viele von uns arbeiten acht oder zehn Stunden den ganzen Tag lang in entsprechenden Gebäuden. Unsere Häu-

ser haben oft Stahlbetondecken. Hochhäuser, in denen wir häufig unseren Arbeitsalltag verbringen, sogar Stahlbetonwände. Durch diesen Stahlbeton sind wir von unserem natürlichen Erdmagnetfeld, an das unser Körper seit Jahrmillionen gewöhnt ist, wie durch einen Faraday'schen Käfig abgeschirmt. Manche von uns sind auch den ganzen Tag im Auto unterwegs; hier haben wir einen typischen Faraday'schen Käfig! D.h., unser Lebensalltag beraubt uns einer wunderbaren natürlichen Energiequelle, der Energiequelle des Erdmagnetfeldes. Es hängt also wohl auch (!) damit zusammen, dass wir an der Spitze der aktuellen Krankheitenstatistik Depressionen und Burn-Out-Syndrome finden. Besser haben es einige wenige Berufsgruppen, die sich viel im Freien aufhalten, wie Gärtner, Bergführer, Waldarbeiter...

Übrigens früher, als wir noch in Holz- oder Lehmhütten wohnten, bestand dieses Problem nicht! Wer in einem Ziegelhaus wohnt und arbeitet, ist ebenfalls fein raus.

Ich habe hier bisher Magnetfeldresonanztherapie unter dem energetischen Aspekt besprochen, also unter dem Aspekt, dass wir damit unseren Akku auffüllen können.

Die Informationen zur Magnetfeldtherapie wären aber nicht vollständig, würde man nicht kurz noch einen zweiten und dritten sehr wichtigen Aspekt ansprechen. Der zweite Aspekt ist, dass Magnetfeldtherapie, schön wissenschaftlich nachweisbar und messbar, in all unseren Körperstrukturen die Durchblutung verbessert. Sie können sich leicht vorstellen, dass an einer kranken oder verletzten Stelle eine vermehrte Durchblutung zu einer schnelleren Heilung sehr hilfreich ist: Mehr Durchblutung bedeutet mehr Nährstoffe, mehr Sauerstoff; damit bedeutet es auch eine bessere und schnellere Regeneration. Mehr Durchblutung bedeutet aber auch, dass abgestorbene oder zerbrochene Strukturen und Zellen durch die stärkere Durchblutung schneller abtransportiert werden oder dass mehr weiße Blutkörperchen dort ankommen, um diese Strukturen „aufzufressen". Mehr Durchblutung bedeutet auch, dass Entzündungsstoffe wie Prostazykline und andere schneller weggeschwemmt werden. Wenn man nun weiß, dass diese Prostazykline an den Nervenendigungen für die Schmerzentstehung zuständig sind, erscheint auch dieses Phänomen sehr nützlich, da hiermit Schmerzen schneller verschwinden. Das dritte Phänomen besteht in einer Beruhigung der schmerzleitenden Nervenfasern. Aus der Sportmedizin kennen Sie vielleicht Reizstromanwendungen, diese haben ähnliche Effekte.

Letztendlich gibt es also durch die Magnetfeldtherapie drei Hauptaspekte:

1. Ein Auffüllen der Energieakkus mit allen positiven Konsequenzen.
2. Bessere Durchblutung und damit bessere Regeneration und schnellere Schmerzlinderung.
3. Dämpfende Wirkungen auf Schmerznervenfasern und damit schneller Schmerzfreiheit.

Wirkungen – Neben-Wirkungen: Alles, was wirkt, hat bekanntermaßen auch Nebenwirkungen. Sie kennen dies vom Licht; die typische Nebenwirkung kann ein Sonnenstich oder Sonnenbrand sein. Das gibt es natürlich auch bei der Magnetfeldtherapie. Da gibt es Frequenzen, die den Blutdruck senken. Wenn Sie schon unter Schwindel bei niedrigem Blutdruck leiden, wäre dies nicht so toll. Es gibt auch Frequenzen, die den Blutdruck anheben; wer bereits Bluthochdruck hat, verschlechtert damit seinen Gesundheitszustand. Da gibt es Frequenzen, die Ihr vegetatives Nervensystem aktivieren; das wäre schlecht bei Schlafstörungen. Andere Frequenzen wirken auf den Sympathikus und damit auch auf unser Herz; sie könnten evtl. vorhandene Herzrhythmusstörungen verschlechtern. Aus diesen genannten Gründen sollten Sie ein Magnetfeldsystem nicht irgendwo erstehen, nicht einfach wo kaufen. Achten Sie darauf, dass Sie eine gute, permanente ärztliche Betreuung haben und damit in allen Lebenslagen zu allen Lebenszeiten Ihr Magnetfeldsystem optimal einsetzen und nutzen können.

Moderne Konsumgesellschaft – moderne Magnetfeldlösungen

Es gibt die Möglichkeit, Magnetfeldsysteme mit ganz individuellen Anwendungsmöglichkeiten für geringe Eurobeträge monatsweise auszuleihen. So ist ein Testen ohne Kaufverpflichtung möglich. Ggf. kann daraus über Jahre ein Mietkauf wie beim Leasing erfolgen. Der Mietpreis beinhaltet eine permanente, fundierte Beratung über Telefonhotline samt Lieferservice nach Hause.

Kontaktadresse dr.harslem@t-online.de
Kostenlose Informationen: info@vitalinsel.com

e) Gedankenenergie

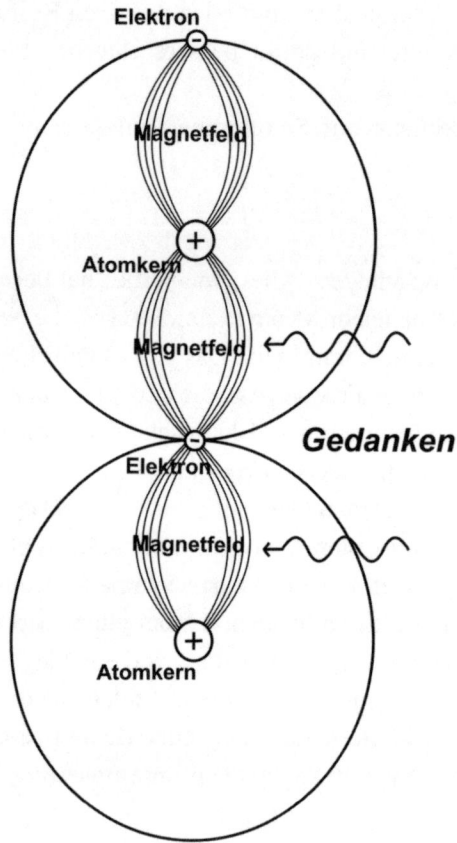

Dass Gedanken elektromagnetische Wellen sind, wissen Sie schon. Dass man Gedankenenergie mit naturwissenschaftlichen Methoden messen kann, z.B. durch Hirnstromkurven (EEG), Positronenemissionstomographie (PET), wissen Sie auch schon! (Zum nochmaligen Nachlesen siehe Seite 57).

Dass Gedanken Ihre Stimmung beeinflussen, kennen Sie auch. Negativ gestimmte Menschen machen uns oft ebenfalls miese Laune. Menschen können sich durch ihre abgestrahlten Gefühls-Energien also auch gegenseitig beeinflussen. Das wissen Sie auch schon. Und Gedanken können noch viel, viel mehr: Eine beispielhafte Aufzählung zeigt Ihnen der nachfolgende Kasten.

Was Gedanken alles können:

Stimmung und Laune verbessern und verschlechtern

Schmerzen verstärken oder lindern

Mitmenschen positiv oder negativ beeinflussen

Angst und Schreckensgefühle auslösen

Freude- und Glücksgefühle generieren

Selbstheilungskräfte ermöglichen oder durch Zweifel blockieren

Gedanken (Geist) sind stärker als Materie.

Gedanken (Geist) stehen über Materie.

Gedanken (Geist) formen Materie.

Gedanken (Geist) sind Ursprung aller Materie.

Gedanken (Geist) verändern unseren Körper.

Die Physiker sagen sogar, dass wir mit unseren Gedanken unsere eigene Realität selbst designen. Beispiele hierfür kennen Sie aus eigener Erfahrung zur Genüge. (Siehe hierzu evtl. nochmals Seite 57-64)

Das bedeutet in letzter Konsequenz natürlich auch, dass wir mit unserem Denken (in aller Regel unbewusst) auch unsere Krankheiten generieren. Das will natürlich keiner hören, keiner wahrhaben. Ist ja auch nur trockene physikalische Theorie.

Schauen wir uns doch lieber die andere Seite dieser Medaille an, die konsequenterweise da heißt: Mit unseren Gedanken können wir auch unsere Gesundheit, unser Gesundbleiben, auch unser Gesundwerden, unsere Heilung, unsere Regeneration, unsere Vitalität und unsere Lebensfreude designen! Toll!!!

Dazu erfahren Sie gleich mehr im nächsten Kapitel über „Informationsmedizin". Hier aber zum Schluss noch ein praktischer Übungstipp, der garantiert Ihr Leben verändert, wenn Sie sich täglich eine Minute dafür Zeit nehmen!

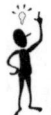

Übungstipp:

Tief ausatmen und altes Denken wie die alte Luft wegfließen lassen.
Tief durch die Nase einatmen und dabei die gestreckten Arme nach oben führen, um den Brustkorb möglichst weit zu machen. Beim Einatmen alles Positive, alles, was für Ihr Biosystem gut ist, was Sie sich wünschen, was Sie brauchen können, wie Kraft, Energie, Mut, Gelassenheit usw. usw., tief einatmen und tief in sich aufnehmen.

Die Luft ein wenig anhalten und dieses Positive samt der frischen Luft im Körper in vollen Zügen bewusst genießen.

Anschließend durch den Mund tief ausatmen, dabei die Hände nach unten fallen lassen und mit dem Hinausströmen der alten verbrauchten Luft auch alles hinausströmen lassen, was Sie stört, nervt, belastet.

Diesen Vorgang dreimal wiederholen; Zeitaufwand ca. 1 Minute.

Effekt gigantisch!

Warum ist diese Übung trotz ihrer Einfachheit so effektiv?
Es liegt zum einen an der Macht der Gedanken, die Sie hier ganz bewusst einsetzen (siehe hierzu auch Kapitel „Informationsmedizin", siehe Seite 145ff).

Zum anderen liegt es an der Wiederholung. Die Hirnforschung zeigt uns, wenn Sie täglich etwas wiederholen, dann schleift es sich so in Ihr Bewusstseinsfeld ein, dass es schließlich Realität ist. Stellen Sie sich vor, dass diese positiven Gedanken, die Sie sich beim Einatmen wünschen, Realität in Ihrem Leben sind. Wäre doch ein klasse Ergebnis!

Zum anderen führt ein tiefes Einatmen durch die Nase dazu, dass das große Höhlensystem der Nebenhöhlen im Kopf luftdurchflutet wird. Die dortigen Schleimhäute können auch ein wenig Sauerstoff aufnehmen, dieses Mehr an

Sauerstoff empfinden wir als äußerst wohltuend. Hier spielt sicherlich auch mit herein, dass diese Nasennebenhöhlenräume wichtige Resonanzräume sind. Resonanz hat etwas mit „resonare" zu tun. „Sonare" heißt tönen und klingen, was Sie schon weiter vorne im Buch bzgl. des Begriffs Person (kommt von personare) erfahren haben. Und Töne sind ebenfalls Schwingungen, akustische Schwingungen, und haben damit wiederum mit unserem Energieniveau zu tun.

Sie kennen den Verlust dieser Resonanzräume, der Nebenhöhlen, als Negativbeispiel: Wenn Sie völlig verschnupft sind und alles verstopft ist, haben Sie das Gefühl, dass Sie gar nicht richtig denken können, Sie fühlen sich etwas benommen.

Wenn hingegen Ihre Nebenhöhlen und damit Ihr Kopf völlig frei sind, können Sie klar denken, können klar sehen, haben einen freien Kopf, sind kreativ und leistungsfähig.

Und es gibt noch einen dritten Aspekt. Immer, wenn es uns richtig gut geht, atmen wir genau so; es ist eine Art archetypische Atemweise. Wenn es uns richtig gut geht, atmen wir tief durch die Nase ein, strecken uns dabei und sagen: „Ist heute ein schöner Tag! Geht es mir gut!"

Wenn wir Stress und Hektik haben, neigen wir dazu, eher hektisch durch den Mund zu hecheln.

Wenn wir also immer tief durch die Nase ein und durch den Mund ausatmen, versetzen wir uns immer in die Situation: „Ist heute ein schöner Tag!" Eine tolle Grundstimmung, eine tiefe Sicherheit, Ruhe und Gelassenheit erobern mit jedem Tag, mit jeder Atemübung Ihr Leben!

3. Programm: Energiemedizin – Zusammenfassung

Diagnostisch wird Energiemedizin auch in der Schulmedizin zahlreich verwendet: Röntgen und Computertomographie, Ultraschall, Kernspintomographie, EEG, EKG, PET. Auch therapeutische Anwendungen gibt es in der Schulmedizin: Lasertherapie, Defibrillation, Schallwellentherapie bei Steinleiden, Strahlentherapie bei Krebs.

Alternativmedizinische Anwendungen sind: Akupunktur, Lichttherapie, Farblichttherapie, Magnetfeldtherapie, Mentaltechniken. Allen energiemedizinischen Verfahren liegt zugrunde, dass mit passenden, energiereichen Wellen die Energiefelder unserer menschlichen Atome verbessert und damit Selbstregulationskräfte und Selbstheilungskräfte optimiert werden. Wir kennen auch energetisch ungünstige Wellen, die unser Energiesystem negativ beeinflussen wie Elektrosmog, Weltraumstrahlung, negative Gedankenenergie. Die zugrunde liegende Wellenphysik sagt, dass im günstigsten Fall Energiewellen sich kräftig verstärken können. Im ungünstigsten Fall löschen sich verschiedene aufeinandertreffende Energiewellen aus. Während bei chemischen Medikamenten jeweils für eine spezielle Krankheit ein spezielles Medikament ausgewählt werden muss, bedeutet ein energetisches Auffüllen unserer Batterien nicht nur Heilungschancen für eine zugrunde liegende Krankheit; ein voller Akku wirkt sich auf alle Lebensbereiche, also auch in Partnerschaft, in Beruf, im sozialen Bereich ect., positiv aus. Eine volle Batterie stellt sicher, dass unsere hundert Billionen Körperzellen bestmöglich funktionieren. Dies schützt unter anderem auch vor häufigen Erkrankungen wie Allergien, Autoimmunerkrankungen, degenerativen Erkrankungen und Krebs. Menschen mit vollen Akkus zeichnen sich dadurch aus, dass sie scheinbar spielerisch ihre Lebensträume realisieren, leistungsfähig und immer gut drauf sind.

Biophotonen: Pflanzen existieren nur in Gegenwart von Licht, Tiere wiederum fressen Pflanzen, wir Menschen essen Pflanzen und Tiere. Letztendlich essen wir Lichtenergie, die sich in Pflanzen und Tieren materialisiert hat. Eine Zukunftsvision wäre es, alleine von Licht leben zu können. In der Technik haben wir mit dem Solarauto, das direkt Licht als Energiequelle nutzt, dieses Ziel bereits erreicht.

Magnetfeldresonanztherapie: Professor Werner Heisenberg stellte fest, dass Leben ohne elektromagnetische Energie nicht möglich ist. Unser Körper ist seit Jahrmillionen an das Erdmagnetfeld als Energiequelle gewöhnt. Magnetfeldtherapie ist deswegen eine Art Lebensmittel, es gibt inzwischen hierzu mehrere zehntausend Forschungsergebnisse. Der Stahlbeton unserer Häuser schirmt uns von dem natürlichen Erdmagnetfeld ab. Magnetfeldtherapie hat drei Hauptaspekte:

1. Auffüllen der Energieakkus mit allen positiven Konsequenzen.
2. Bessere Durchblutung und damit bessere Regeneration und schnellere Schmerzlinderung.
3. Dämpfende Wirkung auf Schmerznervenfasern und damit schnellere Schmerzfreiheit.

Magnetfeldtherapie findet zunehmend mehr Einsatz auch in der Schulmedizin, im Leistungssport ist sie nicht mehr wegzudenken.
Gedankenenergie besteht ebenfalls aus elektromagnetischen Wellen und ist im EEG beim Neurologen messbar (weitere Ausführung im Kapitel „Informationsmedizin").

4. Programm: Informationsmedizin

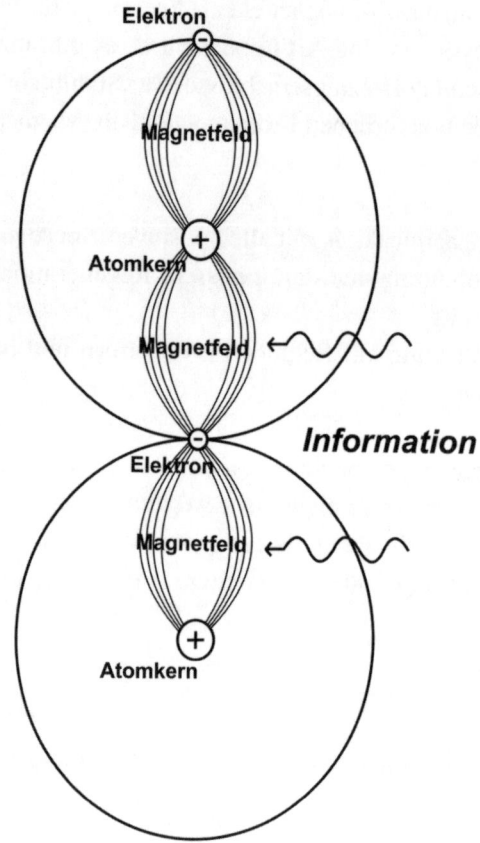

Beispiele für Informationsmedizin

Kommunikation im ärztlichen Gespräch
Homöopathie
Bioresonanz
Macht der eigenen Gedanken
Macht der Gedanken über Heilmethoden
Macht der Gedanken auf Mitmenschen, Kinder und Angehörige
Macht von Medikamentenbeipackzetteln
Macht von Einverständniserklärungen für ärztliche Eingriffe und Operationen
Macht von Mentaltechniken, Suggestionen, Affirmationen und Selbsthypnose

a) Homöopathie

Zur Informationsmedizin gehört die allseits bekannte Homöopathie. In der Homöopathie geht es darum, dass in den Medikamenten nicht chemische Substanzen, sprich Atome, vorliegen, wie wir es aus der sogenannten allopathischen Therapie kennen. Im homöopathischen Arzneimittel sind „nur" Informationen der Ausgangssubstanz enthalten. Diese Informationen sollen Heilprozesse anregen. Das ist sehr sympathisch, denn es geht um eine Unterstützung des Körpers, um ein Miteinander, um Anregung. Es geht nicht wie bei der üblichen chemischen Medizin um ein Dagegen, um ein Anti, um ein Gegeneinander. Also kein Anti-Depressivum, kein Anti-Hypertensivum, keine Anti-Babypille. Gegen = Anti bedeutet oft Kampf und Krieg, Tote und Verletzte. Gerade deswegen entscheiden sich in der heutigen Zeit des Umbruchs immer mehr Menschen für eine homöopathische Medizin. Zur Homöopathie gibt es Unmengen Literatur; Interessierte können sich dort weiter und vertiefend informieren.

b) Bioresonanz

Auch Bioresonanz gehört zu den Verfahren, die mit Informationen arbeiten. Hier wird versucht Informationen des Körpers, die zu Krankheitssymptomen führen, durch gesundmachende Informationen zu ersetzen.

Auch über Bioresonanz gibt es reichlich Literatur; deswegen ist sie hier nur kurz angesprochen.

c) Informationen wirken extrem

Ein wenig mehr wollen wir uns im Rahmen dieses Buches aber Gedanken machen über

- Kommunikation im ärztlichen Gespräch
- Die Macht der eigenen Gedanken über sich und seine eigene Gesundheit
- Die Macht der eigenen Gedanken über Heilmethoden

- Die Wirkung der Macht der Gedanken auf Mitmenschen
  - auf die Kinder
  - auf die Angehörigen und Bekannten
- Die Macht von Medikamentenbeipackzetteln
- Die Macht von Einverständniserklärungen für ärztliche Eingriffe und Operationen
- Die Macht von Mentaltechniken, Suggestionen, Affirmationen und Selbsthypnose

Informationen wirken wirklich extrem!

Stellen Sie sich folgendes Beispiel vor: Sie erhalten einen Anruf, dass ein lieber Mensch aus Ihrem Umfeld mit dem Auto tödlich verunglückt ist. Obwohl Sie noch nicht einmal sicher wissen können, ob dieser Mensch, über den der Anrufer berichtet, auch tatsächlich Ihr lieber Bekannter ist, obwohl Sie auch nicht sicher wissen können, ob es sich nicht um einen makaberen und gemeinen Scherz irgendeines Witzboldes handelt, es geschieht alleine durch diese kurze und knappe Information unheimlich viel in Ihrem Körper: Es könnte sein, dass Ihr Blutdruck hochschießt auf 240, Ihr Puls mit 150 Schlägen pro Minute zu rasen beginnt. Die Ursache wäre eine extreme und akute Ausschüttung von Stresshormonen. Es könnte sein, dass Sie einen roten Kopf bekommen, weil die Blutadern sich akut weitstellen. Es könnte sein, dass Sie akut Durchfall bekommen, weil Ihr vegetatives Nervensystem durchdreht. Vielleicht bekommen Sie auch „hektische Flecken" in Form von einem plötzlich auftretenden roten Ausschlag. Ihr Gehirn blockiert vielleicht schlagartig und Sie können überhaupt nichts anderes mehr denken, keine klaren Gedanken fassen. Würde man biochemisch das Blut untersuchen, könnte man zahlreiche andere Veränderungen messen: Unter anderem würde die Leistung Ihres Immunsystems akut abstürzen. Es würden sich schlagartig Geschlechtshormone und Schilddrüsenhormone verändern. Die Durchblutung wichtiger Organe wie Lunge, Herz und Nieren sowie des Magen-Darm-Traktes würde sich schlagartig verändern. Mit dem EMG könnte man messen, wie sich abrupt Ihre Muskelspannung z.B. im Rücken verändert. Ein EEG (Elektroenzephalogramm) würde eine drastisch veränderte Hirnwellenaktivität zeigen. Es könnte auch passieren, dass Sie schlagartig ganz blass werden, weil sich Ihre Gefäße verkrampfen. Genauso könnte es sein, dass abrupt Ihr Blutdruck absackt, Sie schwach werden, sogar ohnmächtig werden. D.h., es könnte sogar passieren,

dass diese schreckliche Information, lediglich eine Gedankenwelle, die bei Ihnen angekommen ist, dazu führt, dass Ihr zentraler Rechner, Ihr Gehirn schlagartig quasi auf Standby geht, d.h., dass Sie bewusstlos werden.
All diese Dinge und noch viel mehr ereignen sich alleine durch eine Informationswelle, die von Ihrem Biosystem aufgenommen wird.

Sie kennen noch andere Beispiele aus Ihrem täglichen Leben:

Stichwort Fettnäpfchen: Noch Jahre nach dem berühmten Hineintreten in ein Fettnäpfchen reicht es aus, dass Sie in eine ähnliche Situation geraten oder dass Sie sich einfach nur an die peinliche Situation erinnern, und schlagartig sorgt diese Gedankeninformation, diese Erinnerung wieder dafür, dass genau dieselbe Biochemie in Ihrem Körper entsteht wie damals vor Jahren: wieder roter Kopf, Herzklopfen, Blutdruckanstieg...

Ein anderes Beispiel, was wohl ein jeder schon einmal erfahren hat: Sie betrachten in einer Zeitschrift das Bild eines schönen Menüs, einer wohlschmeckenden Speise, und alleine durch diese Information tut sich in Ihrem Körper vieles: Ihre Speicheldrüsen beginnen Speichel zu produzieren, Ihnen läuft das Wasser im Mund zusammen. Ihr Magen beginnt mit rhythmischen Kontraktionen, um den vermeintlichen Speisebrei weiterzutransportieren; Sie empfinden dies als Rumoren im Bauch.

Informationen wirken extrem!

d) Die Kommunikation im ärztlichen Gespräch

Was meine ich damit?

Ein kleines Beispiel: Ein Patient mit einer fortgeschrittenen Krebserkrankung war bei einer Kontrolluntersuchung. Es hat sich leider eine Ausbreitung der Metastasen trotz intensiver Therapiemaßnahmen gezeigt. Er geht mit den Befunden zu zwei verschiedenen Ärzten, um sich deren Meinungen, Rat und Hilfestellung einzuholen.

Arzt A: Schweigend hat der Arzt die vorliegenden Befunde gelesen, es ziehen immer mehr besorgniserregende Stirnfalten bei ihm auf. Mit einem gewissen depressiven Touch blickt er mehr auf die schriftlichen Befundunterlagen als ins Gesicht des Hilfe suchenden Patienten und mit dumpfer Stimme und einem eher drohenden Unterton sagt er: „Sie haben Krebs in einem weit fortgeschrittenen Stadium. In Ihrem Fall gibt es keine sinnvollen Therapiemöglichkeiten. Das tut mir leid. Auf Wiedersehen."

Wie es dem Patienten dabei ergeht, können Sie sich vorstellen. Angst, eine bedrohliche Stimmung, Tod vor Augen, Schwinden des letzten Fünkleins Hoffnung und schlagartig einsetzende schlechte Lebensqualität. Damit kommt es zu einer plötzlichen Verschlechterung des Immunsystems, dessen gutes Funktionieren doch so wichtig wäre für den weiteren Verlauf der Erkrankung. Dies alles passiert durch diese Information des Arztes.

Arzt B: Er hat den Bericht kurz überflogen. Sitzt mit freundlichem Gesichtsausdruck und offener Körperhaltung hinter dem Schreibtisch, sucht den Blickkontakt und das Gespräch mit dem Patienten. Er lässt sich von ihm seinen Wissensstand erklären und spricht dann genauso ehrlich, aber anders als Arzt A: „Sie wissen, dass Sie eine ernste Krebserkrankung haben. Ich lade Sie ein, dass wir uns gleich morgen richtig Zeit nehmen, uns zusammensetzen und gemeinsam nach einem für Sie bestmöglichen und bestgeeigneten Weg suchen".

Diese Antwort ist genauso ehrlich, belässt ein Fünkchen Hoffnung. Sie zeigt auf, dass es immer einen Weiterweg gibt. Und auch eine gute Begleitung bei einem würdigen Sterben wäre ein guter und geeigneter Weiterweg.

Ein und dieselbe Situation mit gänzlich unterschiedlichen psychischen und biochemischen Auswirkungen auf den Patienten durch die extreme Wirkung von Informationen.

Leider lernen wir Ärzte nirgends Kommunikation, lernen nirgends die Bedeutung und Psychologie der Kommunikation. Im Gegenteil: Der Alltagsstress in Klinik und Praxis fördert einen schlechten und kurz angebundenen Kommunikationsstil. Des Weiteren wird derzeit von unseren gesetzlichen Krankenkassen Kommunikation in keiner Weise bezahlt. Viel besser bezahlt hingegen sind Spritzen, Bestrahlungen, Chemotherapien und technische Maßnahmen. Nahezu ausnahmslos und selbst zu horrenden Wucherpreisen werden Medikamente aller Art bezahlt. Also Drei-Minuten-Medizin und der schnelle Griff zum Rezeptblock sind vorprogrammiert. Leider müssen Sie davon ausgehen, dass diese im Großen und Ganzen miese ärztliche Kommunikationsfähigkeit bis auf Weiteres durchaus eine gewollte Gegebenheit unseres Medizinsystems bleiben wird. Nur wenige Ärzte werden sich Zeit und Geld für private Ausbildung nehmen, um hier Ihnen, den Patienten, einen befriedigenden Kommunikationsstil bieten zu können.

Also haben Sie bitte Verständnis und üben Sie etwas Rücksicht bezüglich der Kommunikation Ihrer Ärzte. Weisen Sie diese aber durchaus ganz gezielt auf Unbefriedigendes und Bedrückendes in der Kommunikation hin. Schließlich sind Sie der „Kunde". Die Nachfrage des Kunden bestimmt letztendlich bekanntermaßen das Angebot. So haben Sie es in der Hand, zukünftig das Kommunikationsangebot Ihrer Ärzte zu verbessern! Übrigens, ich helfe Ihnen dabei! Schenken Sie Ihrem Arzt dieses Buch oder empfehlen Sie es ihm!
Ich biete auch Seminare für angehende Ärzte an. Weisen Sie auch hier Ihren Arzt darauf hin! (Infos hierzu unter www.medizin-die-jeden-angeht.de)

Vorerst bleibt Ihnen nichts anderes übrig, als die Angelegenheit selbst in die Hand zu nehmen.

e) Die Macht Ihrer eigenen Gedanken über sich und Ihre Gesundheit

Oft sagen und denken wir: **Ich** (Ich als Ganzes, Ich als Person, Ich als Individuum) **bin krank.**

Das **wirkt** (leider): Ich als ganze Person fühle mich mit dieser Information krank.

Die Wahrheit ist das nie: Es ist immer nur ein kleiner Teil von mir krank:
- Die Bronchien sind krank beim Husten.
- Der Kopf ist krank bei Kopfschmerzen.
- Die rechte Brust ist krank bei rechtsseitigem Brustkrebs, wahrscheinlich nicht einmal die ganze Brust, sondern nur ein wenige Millimeter oder Zentimeter großer Teil davon.

- Der Ansatz einer Fingerstrecksehne ist krank beim Tennisellbogen.
- Ein kleiner Teil der Bauchspeicheldrüse ist krank beim Diabetes.

Also **Sie** sind gesund!
Nur ein kleiner, oft nur ein winziger Teil von Ihnen ist krank!

Das wirkt doch gleich ganz anders. Sie fühlen sich doch gleich viel gesünder! Sie sind dann auch gleich viel gesünder! Da haben Sie doch mehr Lebensfreude und Vitalität! Gratulation! Schauen Sie, so könnten Ihre Ärzte auch mit Ihnen kommunizieren.

Insider- Information des profitorientierten medizinischen Establishments:

Es ist am besten, wenn Sie chronisch erkrankt sind. Dadurch werden Sie zu einem Dauerkunden. Das ist gut fürs Einkommen und die Umsätze aller am medizinischen Wertschöpfungsprozess Beteiligten. Hierzu verhilft eine Kommunikation, die von chronischen, dauerhaft therapiebedürftigen und unheilbaren Krankheiten spricht.

In eigener Sache – meine Vision:

Mir ist es lieber, Sie werden durch eine andersartige ärztliche Kommunikation gesünder, haben mehr Lebensfreude und Vitalität. Dadurch sind Sie möglicherweise kein Dauerkunde, aber Sie werden mir dauernd neue Patienten empfehlen. Sie werden immer wieder neue Ärzte auf meine Seminare und meine Bücher aufmerksam machen.

Infos unter: www.medizin-die-jeden-angeht.de
Kontakt: dr.harslem@t-online.de

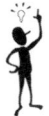

Übungstipp:

Schreiben Sie konkret auf, was Sie bei Ihren letzten Erkrankungen gedacht oder zu Ihren Angehörigen und Arbeitskollegen gesagt haben.

„Ich bin krank. Ich habe Husten …"

Schreiben Sie dann ausführlich dahinter, wie es wirklich war. Nie waren Sie krank; Vielleicht waren nur die Nase, nur die Bronchien krank. Formulieren Sie wirklich ausführlich schriftlich: Meine Nase ist etwas verschleimt, sonst bin ich gesund. Oder – „mein Immunsystem arbeitet gut, es reagiert .... mit Fieber, sonst ist mein Körper völlig o.k.". usw. usw..

Eine sehr wichtige Übung; Trainieren Sie diese Kommunikation und Denkweise auch mit Ihren Angehörigen, vor allem mit Ihren Kindern!

f) Die Macht Ihrer Gedanken über Heilmethoden

Ein Beispiel: Patient S. G., 56-jährig, kommt vom Internisten. Dorthin war er von seinem Hausarzt überwiesen worden, da die vier verschiedenen, von ihm geschluckten Blutdruckmedikamente noch immer zu keiner befriedigenden Einstellung geführt hatten; der Internist hat nunmehr ein weiteres, ein fünftes Blutdruckmedikament empfohlen. Die Blutdruckwerte sind immer noch bei 160/100 trotz zwar widerwilliger, aber regelmäßiger Einnahme der Medikamente. Schließlich hat man ihm ja reichlich Angst gemacht, dass er bei diesen Blutdruckwerten ein hohes Risiko habe für einen Herzinfarkt oder Schlaganfall, ja, er gar ein Pflegefall werden könnte. Im Gespräch zeigt sich sehr schnell, dass der Patient eine Abneigung gegen chemische Medikamente bereits seit vielen Jahren hat. (Im Tenor dieses Buches gesehen gibt er dem allopathischen Medikament also keine Macht; deswegen wirkt es auch nicht.)

Das Gespräch zeigt auch schnell auf, dass der Patient andere Heilmethoden bevorzugen würde, jedenfalls keine fünf Medikamente schlucken möchte. Er hat sogar selbst „das Gefühl", als ob sein Widerwille gegen die Medikamente den Blutdruck noch weiter hinauftreiben würde.

Nach dem Lesen dieses Buches haben Sie fünf große Programme und viele „Lokalsender" kennen gelernt. Vor allem werden Sie am Ende die Erfahrung gemacht haben, dass es einfach darauf ankommt, sich ein Programm auszuwählen, das man gut findet, das man mag, mit dem man auf der gleichen Wellenlänge ist. Mit einem solchen Programm werden Sie optimale Wirkungen erzielen.

Wie finde ich nun mein passendes Programm? Ich hoffe schon an dieser Stelle des Buches, dass ich Sie ermutigt habe, sich auf Ihre Intuition voll Vertrauen mehr und mehr wieder zu verlassen. Nicht die Verantwortung den Göttern in Weiß und anderen Therapeuten geben! Sie selbst sind Ihr Herr im eigenen Haus! Sie selbst wissen am besten, wie Sie ticken, auf welcher Wellenlänge Sie schwingen.

Wenn Sie dann einer Heilmethode die Macht geben, auf die Sie wirklich vertrauen, wenn Sie selbst damit Ihre Gesundheit designen, werden Sie bestmögliche Ergebnisse haben. Das kann ich Ihnen versprechen. Ich habe es tausendfach erlebt.

Die Macht Ihrer Gedanken und Gefühle bzgl. der für Sie am besten geeigneten Heilmethode ist unbeschreiblich groß und effektiv.

Letztendlich entscheiden Ihre eigenen Gedanken über die jeweilige Heilmethode, ob diese Methode bei Ihnen gut wirkt oder ob sie nicht wirkt oder ob sie gar Nebenwirkungen haben wird.

Kinesiologie

Für die unter Ihnen, die noch ein Feedback, eine Bestätigung brauchen, für die unter Ihnen, die sich noch nicht ganz auf Ihre Intuition, Ihren Instinkt verlassen können, ist Kinesiologie ein tolles Verfahren.

Sie selbst spüren dabei, ob Ihr Körper, Ihre Muskulatur auf eine Substanz oder einen Gedanken oder ein Medikament mit Stärke oder Schwäche reagiert.

Mit Stärke zu reagieren bedeutet: Ich vertrage es, es ist mir nützlich.

Reagiert der Muskel mit Schwäche bedeutet dies: Diese Substanz, dieses Medikament passt nicht zu meinem Körper.

Entwickelt wurde dieses Verfahren von einem amerikanischen Arzt namens Goodheart und ist bei ganzheitlich arbeitenden Ärzten und Heilpraktikern äußerst beliebt.

g) Die Macht Ihrer Gedanken auf Mitmenschen, Kinder und Angehörige

Können Gebete heilen?

Hierzu gibt es inzwischen zahlreiche Studien, von renommierten Instituten durchgeführt und in ebenso anerkannten naturwissenschaftlichen Zeitschriften veröffentlicht. Ein Teil der Studien zeigt positive Wirkungen des Gebetes. Andere Studien zeigen, dass Beten keinen Effekt hat. Problematisch erscheint hier, dass das naturwissenschaftliche Verfahren eines doppelt blind angelegten Studiendesigners eingesetzt wurde. Diese Methode scheint mir hinsichtlich zwischenmenschlicher Aktivitäten nicht geeignet. Es spielt doch eine Rolle, ob ich weiß, dass für mich gebetet wird, oder ob ich es nicht weiß. Es spielt eine Rolle, ob ich bewusst für jemanden oder etwas bete oder nicht.

Der Herzspezialist Mitchell Krucoff von der Duke University in Durham erforscht seit fünfzehn Jahren die Wirkung von Gebeten und Meditation auf Geist, Seele und Körper von Herzpatienten. Seine neueste Studie mit immerhin 750 Patienten wurde im renommierten Medizinjournal „Lancet" veröffentlicht. Die Studie war an neun amerikanischen Herzzentren durchgeführt worden. Das Ergebnis: Den Patienten für die mit großer Intensität gebetet wurde, ging es besser!

Denken Sie an das Atommodell mit seinen Energiefeldern. Denken Sie daran, dass Gedanken, also auch Wünsche und Gebete, elektromagnetische Wellen sind. Diese funktionieren wie Funkwellen, mit denen man heutzutage sogar auf dem Mars Roboter spazieren fahren lassen kann. Auch unsere Mitmenschen und Kinder bestehen aus eben diesen Atomen. Denken Sie an die Wellenphysik (siehe Seite 115). Damit ist es klar wie Kloßbrühe: Ihre Gedanken können auch andere Menschen beeinflussen. Sie sind der Funkwellensender (der Denker, der Wünscher, der Betende), der andere ist der Empfänger. Und wenn die Wellenlängen des Senders und des Empfängers kompatibel sind, wird sich das Gesendete im Empfänger ereignen, das Gesendete wird dort Realität.

Technisches Beispiel Rundfunk

Der Bayerische Rundfunk in München sendet z.B. mit der Frequenz 90,2 kHz den Sender Bayern 1 in den Äther. Wenn ich in einer beliebigen Stadt Süddeutschlands ein Empfängerradio auf 90,2 kHz eingestellt habe, wird das aus München gesendete Musikstück in meiner Stadt, bei mir, in meiner Küche durch meinen Empfänger (= Radio) Realität. Diese Realität wirkt sich auf mich aus. Die Musik beflügelt mich, das Gesendete bringt mich vielleicht zum Lachen, es verbessert sich meine Lebensqualität... Klasse!

Doch verläuft nicht alles so fröhlich wie die Musiksendung von Bayern 1. Wir Menschen neigen dazu, schlecht zu denken, wir neigen sogar mehr dazu, über Negatives als über Positives zu reden. Wir neigen dazu, uns Sorgen zu machen. Wir befürchten Schlimmstes, wir sorgen uns über unsere eigene Gesundheit, wenn wir erfahren, dass der Nachbar einen Herzinfarkt hatte. Damit beeinflussen wir uns. Wir beeinflussen aber auch unsere Mitmenschen, wenn wir mit diesen darüber reden oder uns auch nur Sorgen um diese Mitmenschen machen. Woher kommt dieser Hang zum Negativen?

Ich will hier nochmals Jeremia 42,15-16 wiederholen: „So spricht der Herr ... dann wird es geschehen, dass das Schwert, vor dem ihr euch fürchtet, euch dort...erreichen wird. Und der Hunger, vor dem euch bange ist, wird dort... hinter euch her sein; und ihr werdet dort sterben".

Jeremia drückt sehr schön aus, dass unsere Sorgen und Befürchtungen Realität werden. Es ist dort krass ausgedrückt. Man muss ja nicht gleich daran sterben, aber diese Gedanken werden Realität!

Woher kommt dieser Hang, dass es uns leichter fällt, negativ zu reden und zu denken, als positiv? Es kommt von unserer Steinzeitvergangenheit. Viele unserer körperlichen Mechanismen ändern sich im Laufe der Evolution nur sehr, sehr langsam, in Zeitschritten von 5.000-10.000 Jahren. So gesehen sind wir in vielem noch Steinzeitmenschen. Für einen solchen Steinzeitmenschen war es enorm wichtig, negative Erfahrungen, die ihn hätten umbringen können, nie mehr zu erleben. Denn ein zweites Mal wurde die Situation in aller Regel nicht überlebt. Ein Beispiel: Wenn plötzlich der Bär vor diesem Steinzeitmenschen stand, war dies eine lebensbedrohliche Situation. Nur die Steinzeitmenschen, die sich glücklicherweise aus dieser Situation retten konnten, waren auch in der Lage, entsprechend diese Erfahrungen in ihren Genen an die Nachkommenschaft weiterzugeben. Eminent wichtig war es dabei auch, weiterzugeben, dass solch negative Situationen extrem gefährlich sind und sich möglichst nie, nie ereignen sollten. Leider denken wir noch immer wie diese Steinzeitmenschen.

Wir leben aber jetzt in einer gänzlich anderen Welt. Wir sind in der Neuzeit. Damit ist auch ein neues Denken erforderlich. Dieses neue Denken wird schon angebahnt im o.g. Satz von Jeremia. Dieser warnt uns vor diesem negativen Denken. Unsere modernen Psychologen sprechen in diesem Zusammenhang von einer selbsterfüllenden Prophezeiung. Also nicht erst schlecht denken, es wird sich sonst erfüllen. Das wäre schlecht!

Jesus hat uns in der Bergpredigt bereits wunderbar die Lösung aufgezeigt. Die meisten von uns haben es trotzdem während der vergangenen 2000 Jahre noch nicht kapiert oder noch nicht umsetzen können. Jesus sagt in der Bergpredigt, wir sollen es machen wie die „Vögel des Himmels", sie säen nicht und ernten trotzdem. Oder wir könnten es machen wie die Lilien auf dem Felde, die dort einfach ohne Sorgen ums Gestern und Morgen vor sich hin wachsen, blühen, sich des Daseins erfreuen.

Ein moderner Merksatz hierzu lautet:

> Es gibt zwei Tage, um die man sich nie Gedanken machen sollte: gestern und morgen.

Also: Sorgen sind kontraproduktiv, führen zu negativen Realitäten, führen zu selbsterfüllenden Prophezeiungen. Versuchen wir also bestmöglich immer im Hier und Jetzt zu leben!

Bei all diesen Überlegungen liegt mir am meisten am Herzen eine gute Zukunft für unsere Kinder. Hier steckt in neuen Kommunikationsformen ein Riesenpotential.

Ein Beispiel zur Einstimmung:
Alte Kommunikation: Ein Wintertag. „Hallo Dennis, heute ist es sehr kalt draußen. Setze bitte Deine Mütze auf. Du weißt ja, dass Du sonst wieder krank wirst, wieder eine Mittelohrentzündung und diesen scheußlichen Husten bekommmst."

Neue Kommunikation: Derselbe Wintertag. „Hi Dennis, gehen wir Schlittenfahren. Heute ist schönes, kaltes Winterwetter. Es wird sicher viel Spaß machen. Nebenbei hast Du noch ein tolles Training für Dein Immunsystem, damit du den restlichen Winter gesund bleibst!"

Wie kommunizieren Sie mit Ihren Kindern, Ihren Enkeln oder Urenkeln?

Wenn unsere Kinder hier eine neue Art der Kommunikation kennen lernten, wären sie gesünder, hätten mehr Lebensqualität und Lebensfreude. Welche Auswirkungen auf deren Zukunft, auf deren Vitalität, auf deren Leistungsfähigkeit, auf deren ganzen Lebensweg könnte dies haben! Denken Sie nur: weniger Krankheiten, weniger Schulfehltage, weniger schlaflose Nächte für die Eltern usw. usw. …

Vor allem würde dieses Wissen und diese Wirk-lichkeit weitergegeben, wäre dies in wenigen Generationen eine Selbstverständlichkeit, wie Handys, Computertomographien und vieles mehr für uns Selbstverständlichkeiten geworden sind. Wenn wir diese neue Kommunikation mit unseren Kindern lernten, würden wir ihnen ermöglichen, sich nicht mehr mit diesen alten Steinzeitmethoden krank und das Leben schwer zu machen. Diese Kommunikation müssen Sie aber lernen. Trainieren Sie hart, Sie, die Eltern, die Großeltern, Sie, die Onkel und Tanten, Sie, die Erzieherinnen und Erzieher, Lehrerinnen und Lehrer. Sie müssen diese Kommunikation hart trainieren, selbst trainieren. Selbst zu trainieren ist vielleicht möglich, aber auch schwierig, weil sich diese ungünstigen Kommunikationsformen über Generationen und Jahrzehnte eingeschliffen haben, Sie haben es nicht anders gelernt.

Eine Hilfe können Angebote der Plattform www.medizin-die-jeden-angeht.de sein.

- Dort werden Trainings in Form von Seminaren angeboten. Trainings vor Ort bei Ihnen, in Ihrer Schule, in Ihrem Kindergarten, in Ihrer Gemeinde, in Ihrem Verein.
- Es wird ein Arbeitsheft zum Trainieren in Verbindung mit einer Arbeits-DVD bzw. Arbeits-CD geben.
- Es wird ein E-Mail-Trainingsprogramm mit monatlichen Trainingsbriefen geben.

Mit diesem Handwerkszeug haben Sie ein sehr effektives Instrument für optimale Verhaltensänderungen für sich selbst, v.a. aber für Ihre Kinder, Enkel und all die Ihnen anvertrauten Kids.

h) Die Macht von Medikamentenbeipackzetteln

Sehen Sie sich einmal bewusst einen solchen Beipackzettel an, und sei es der des ganz banalen Aspirins. In der Regel finden Sie zwischen 20 und 100 mögliche Nebenwirkungen des Medikamentes. Einige davon können Sie chronisch krank machen. Einige der Nebenwirkungen können Sie sterbenskrank machen, ein paar könnten sogar tödlich für Sie enden. Wenn Informationen also elektromagnetische Wellen sind und damit unsere Atome beeinflussen, unsere Realität und unsere Gesundheit und unseren Körper beeinflussen, erfüllt jeder Beipackzettel den Straftatbestand der Körperverletzung. Jedes Gericht würde auch den Vorsatz und damit einen besonders schweren Straftatbestand erkennen.

Intuitiv gäben wir oftmals einem Medikament die Macht, uns schnell zu helfen, z.B. der Kopfschmerztablette, der Rückenschmerztablette, dem Nasenspray… Und dann der Beipackzettel… Wer soll da gesund werden können?

Wir brauchen Beipackzettel, die uns Informationen geben (=positive elektromagnetische Wellen), wie das Medikament positiv auf uns wirkt, wie es uns zur Heilung und zur Gesundheit verhilft. Wenn wir solche Informationen und Bilder vor unserem inneren Auge haben, dann verstärken diese Vorstellungen sogar noch den

Heilvorgang. Sie verstärken den Heilvorgang deswegen, weil diese Vorstellungen und Bilder als Gedankenwellen zusätzlich zum Geschriebenen dieses neuartigen Beipackzettels auf unsere Atome, damit auf unsere Heilung wirken. Diese neuen Beipackzettel werden Ihnen Bilder anbieten, wie das Medikament heilt, wie es den Körper bei der Heilung unterstützt. Diese Bilder können Sie visualisieren und so die Heilung vorantreiben. Damit haben Sie gleich zwei Vehikel zur Heilung:

- Ihre Visualisierung/ Ihre Gedankenenergie
- die positive Energie des Medikaments

Solche Beipackzettel wird es demnächst geben; ein Muss für jeden Haushalt! Infos unter www.medizin-die-jeden-angeht.de

i) Die Macht von Einverständniserklärungen für ärztliche Eingriffe und Operationen

Ich musste mir vor etlichen Jahren, als die neuen Denkweisen mir noch nicht in diesem Ausmaß bekannt waren wie heute, meine Nasennebenhöhlen operieren lassen. Sie waren völlig voll Polypen, ich bekam keine Luft mehr. Ich hatte die Nase voll, konnte nicht mehr richtig atmen.

Mit mächtigem Auftritt und bedeutungsvoller Stimme klärte mich der Herr Professor Dr. Dr. XY auf: „Als Medizinkollege wissen Sie schon, dass nur dünne Knochen die Nasennebenhöhlen und das Gehirn voneinander trennen. Sollte solch ein Knochen verletzt werden, könnte es zu einem Hirnschaden kommen! Sie könnten eine bleibende, auch schwere Behinderung davontragen."

So viel zur Aufklärung. Dies alles stand auch auf der schriftlichen Einverständniserklärung. Das Geschriebene und die Worte des Professors waren bedrohliche Informationen für mich. Meine Gedanken gingen damals aber noch weiter, und die Gedankenenergie bedrohte mich weiter: Was wird aus meiner Praxis? Wer soll die Praxiskredite bezahlen? Wie wird meine Familie klarkommen? …

Die obige Aufklärung, eine Katastrophe!!!

Natürlich ist es wichtig, Risiken zu kennen, um die richtigen Entscheidungen zu treffen. Aber auch die Chancen müssen genauso breiten Platz finden!

154

Auch hier wird es demnächst eine Lose-Blatt-Sammlung für alternative (ergänzende) Einverständniserklärungen für Patienten und Ärzte geben. Diese Einverständniserklärungen werden die Chancen und die positiven Wirkungen der entsprechenden Eingriffe aufzeigen. Diese positiven Effekte können Sie bereits im Vorfeld der Operation visualisieren und dadurch den Erfolg der Operation Realität werden lassen, die Heilung beschleunigen, den Krankenhausaufenthalt verkürzen und das Endergebnis für Sie optimieren! (Nähere Infos unter www.medizin-die-jeden-angeht.de)

Schon die Kombination der bisher juristisch verpflichtenden Einverständniserklärungen und der neuen wird bessere Ergebnisse bringen als bisher. Nutzen Sie diesen Service!

Auf diesem Gebiet der ärztlichen Kommunikation, das betrifft ja auch die Beipackzettel und die Einverständniserklärungen, ereignet sich gerade sogar in den konservativen Köpfen der Mitglieder der Deutschen Ärztekammer Revolutionäres.
Der wissenschaftliche Beirat der Bundesärztekammer hat genau dieses brisante Thema positiv aufgegriffen, veröffentlicht im Deutschen Ärzteblatt am 19.07.2010 (siehe Literaturverzeichnis)

j) Die Macht von Mentaltechniken, Suggestionen, Affirmationen und Selbsthypnose

Mentaltechniken sind ein wunderbares Instrument für ein gutes Leben, ein erfolgreiches Leben, für Zufriedenheit, für Vitalität und Lebensfreude. Wunderbar meine ich damit wirklich wörtlich! Es ist wie ein Wunder, was man da alles bewirken kann. Leider nutzen wir derzeit in der westlichen Welt dieses riesige Potential viel zu wenig.

Was steckt dahinter?
Nun Sie kennen es!

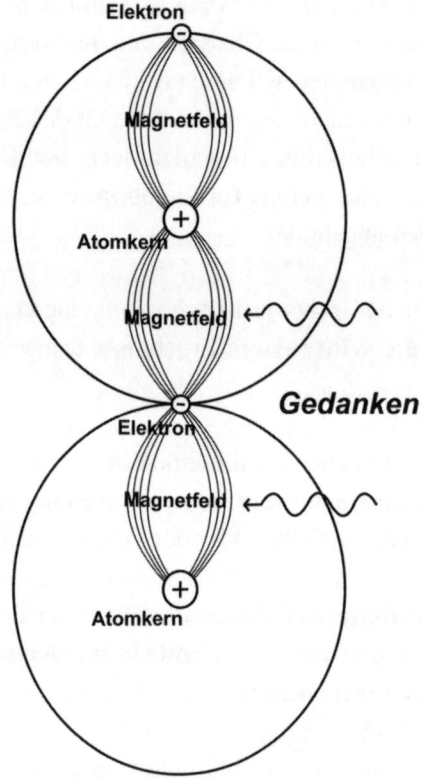

Bei Mentaltechniken verwenden wir wiederum unsere Gedanken, unsere Gedanken als elektromagnetische Wellen, als Informationswellen; dass diese Wellen unsere eigene Materie (und sogar auch fremde Materie) beeinflussen können, kennen Sie inzwischen zur Genüge.

Was ist an Mentaltechniken das Besondere?
Wir lernen und versuchen bei Mentaltechniken unsere Gedankenwellen in Reinform einzusetzen; in der Reinform wächst deren energetische Schlagkraft ins Unvorstellbare. Sie sind dann wie eine positive Tsunamiwelle!

Zum Verständnis hierfür möchte ich Ihnen drei Beispiele geben:

Farblichttherapie: Therapeutisch effektiver als ein Spaziergang an einem sonnigen Tag (Sonnenlicht enthält alle sichtbaren Lichtspektren) ist die Verwendung einer genau passenden Licht-Wellenlänge, wie wir sie in der Farblichttherapie individuell für Sie aussuchen.

Laser: Laserlicht ist noch „reiner". Beim Laser wird nur ganz exakt eine Wellenlänge verwendet. Laserlicht hat eine so hohe Schlagkraft, dass man damit sogar schneiden kann. Bei Operationen können Schnitte mit Laserlicht geführt werden. Mit Laserlicht kann man aber auch Metall zerschneiden.

Radio-/Funkwellen: Ein Wellensalat führt zu einem Rauschen im Hintergrund. Können Sie mit Ihrem Radio reine Wellen empfangen, haben Sie einen tollen Stereomusikgenuss ohne Rauschen. Sie haben beste Wirkung, beste Musikqualität, besten Kunstgenuss, so dass dies wirklich Wirkungen auf Ihren Körper hat. Ihr Herz (= Materie) könnte regelrecht im Dreivierteltakt schlagen!

Je mehr Übung wir uns nach und nach in Mentaltechniken erwerben, umso besser können wir Gedanken in Reinform einsetzen; umso besser können wir auch den sogenannten Alphazustand erreichen. Dieser Alphazustand ist nach den vorherrschenden Hirnwellen in dieser Situation benannt. Sogenannte Alphawellen herrschen vor. In diesem Alphazustand des Gehirns (= aufmerksamer Ruhezustand des Gehirns) ist unser Gehirn sehr, sehr aufnahmefähig; wir bekommen hier Zugang und Austauschmöglichkeiten mit unserem Unterbewussten, auch mit Traumerlebnissen. Alles, was wir aufnehmen, denken und fühlen während einer solchen Entspannungsübung im Alphazustand, wird im Unterbewussten abgelegt. Es ist damit sehr effektiv in unserem Unterbewussten wie in einem Speicher abgelegt. Es ist damit sehr effektiv für unser Leben, weil unser Unterbewusstes unser bester, treuester und stets präsenter Helfer ist.

Übrigens für all diejenigen, die bei Mentaltechniken in negativem Sinne an Esoterik oder Hokuspokus denken, sei erwähnt, dass heutzutage Veränderungen bei Mentaltechniken im Gehirn mittels EEG und PET exakt gemessen werden können.

Ich sagte oben, dass unser Unterbewusstsein stets unser bester, treuester und zuverlässigster Helfer in allen Lebenslagen ist. Hierzu möchte ich Ihnen eine kleine eigene Erfahrung mitteilen: Als vor Jahren unser drittes Kind unterwegs war, war die Mietwohnung zu klein. Wir wollten ein weiteres Kinderzimmer, schauten uns also nach einer neuen Wohnung um. Leider fanden wir nur Kompromisse. Einmal musste einer auf dem Dachboden schlafen, das andere Mal war das elterliche Schlafzimmer im Keller untergebracht: alles keine akzeptablen Lösungen für uns. Schließlich setzte uns mein Vater, Architekt und Bauleiter, den Floh ins Ohr, dass wir mit seiner Hilfe zu einem vernünftigen Preis uns durchaus auch etwas Eigenes nach unseren eigenen Wünschen und Vorstellungen bauen könnten. Und jetzt geschah etwas Interessantes. Als ich in den nächsten Tagen und Wochen den gewohnten Weg mit meinem Auto in die Klinik fuhr, fielen mir bei den Häusern am Straßenrand plötzlich die Dachziegel auf, die Fensterrahmen, das Pflaster im Vorgarten usw. usw. Ich fuhr bereits fünf Jahre vorher jeden Tag die gleiche Strecke, noch nie waren mir Pflastersteine und Fensterrahmen aufgefallen.

Mein Unterbewusstsein hatte die Information: eigenes Haus bauen… und es unterstützte mich jetzt auf all meinen Wegen. Auch wenn ich mir eine Zeitung oder eine Illustrierte ansah, fielen mir plötzlich Anzeigen vom Kachelofenbauer, von Baufirmen, von Inneneinrichtern ins Auge, ohne dass ich gezielt danach gesucht hätte. All diese Anzeigen waren auch schon die letzten 30 Jahre in der Zeitung, ich hatte sie nie bemerkt.

Mentaltechniken wirken immer! Beherrsche ich mein Handwerkszeug perfekt, sind die Wirkungen messerscharf wie Laserlicht. Bin ich noch nicht so geübt, habe ich zwar etwas Hintergrundrauschen, aber die Musik kann trotzdem mein Herz im Dreivierteltakt schlagen lassen.

Übrigens geht es auch nicht darum, bei Mentaltechniken auf „Wolke Sieben" schweben zu müssen oder in eine regungslose Trance zu fallen. Um eine Wirkung zu erreichen, genügt es, unser Hirn einfach von den vielen tausend Alltagsgedanken zu entlasten und zu versuchen, sich möglichst auf eine einzige Sache einzulassen; dies führt zum o.g. Alphazustand. Schauen Sie sich nochmals die Atemübung auf Seite 136 an. Dies ist bereits eine einfache und sehr wirkungsvolle Mentalübung!

Diese eine Sache, auf die ich mich bei den verschiedenen Mentaltechniken konzentriere, kann z.B. sein

- eine Bewegung beim Qi Gong oder Tai Chi
- eine Formel beim Autogenen Training
- ein Bild bei einer Traumreise
- eine positive Affirmation, die die Heilwirkung eines Medikamentes oder einer Therapie oder einer Operation verstärkt.

k) Anwendungsbeispiele für Mentaltechniken:

Entspannungsübungen kann man einfach um ihrer selbst willen ausüben, weil ich es gut finde und mit der Zeit spüre, dass es mir gut tut, wenn der Motor meines zentralen Rechners (= Gehirn) nicht immer auf Hochtouren läuft. Sich täglich eine viertel oder halbe Stunde Zeit zu nehmen für Entspannung, das ist wahrer Luxus; Luxus, der für jeden erschwinglich ist; Luxus, der glücklich, gelassen, lebensfroh und zufrieden macht!

Entspannungstechniken helfen mir aber auch super über den oftmals doch recht steinigen Lebensweg. Hier ein paar Beispiele, die Appetit auf mehr machen könnten. Und denken Sie dabei immer daran: Es geht darum, die richtige Informationsenergie zu erzeugen!

- Autogenes Training arbeitet mit Formeln, die v.a. unser vegetatives Nervensystem positiv beeinflussen.
- Muskelentspannung nach Jacobson führt über Muskelentspannung zu einer allgemeinen Entspannung.
- Sie können einfach nur einen Gegenstand visualisieren, um sich zu entspannen.
- Sie können ein Maskottchen visualisieren und mit Ruhe koppeln; es wird Ihnen im Büro oder in der Schule über stressige Phasen helfen.
- Sie können den vergangenen Tag nochmals Revue passieren lassen mit allem Positiven; dafür können Sie dankbar sein; aus negativen Erfahrungen können Sie etwas lernen und sie so in positive Erfolge ummünzen.
- Auch den zukünftigen Tag zu visualisieren, eine schwierige Besprechung, eine Prüfung, kann helfen, diesen nach Ihren Plänen über die Runden zu bringen.

- Sie können eine Reise in Ihren Körper machen, um dort defekte Stellen zu reparieren.

Heilsymbol:

Oder Sie gehen in eine entspannte Situation und bitten darum, dass ein Heilsymbol auftaucht. Es könnte eine hell leuchtende Kugel sein, es könnte eine Person sein, es könnte eine andere Erscheinung sein, die für Sie ein Symbol für die Heilung Ihres Problems ist.

Ruhe- und Entspannungsinsel:

Sie können sich vorstellen, dass Sie auf eine Phantasieinsel gehen. Dort betrachten Sie sich alles genau. Es ist Ihre Ruhe- und Entspannungsinsel, die nur Sie kennen. Sie können jederzeit dorthin gehen, wann immer Sie wollen, wenn Sie entspannen wollen, wenn Sie nachdenken wollen, wenn Sie Kraft schöpfen wollen.

Stärkesymbol:

Sie könnten sich einen Baum oder einen Berg oder das Meer vorstellen, ein Symbol für Stärke. Erleben Sie auch, wie dieses Symbol trotz Stürme, Lawinen, Gewitter letztendlich überdauert, fest auf seinem Grund verwurzelt ist. Mit diesem Symbol verschmelzen Sie, und dessen Stärke übernehmen Sie für sich. Oder Sie kreisen wie ein Adler hoch in der Luft. Alles, was von unten unübersichtlich und unklar erscheint, ist von hier oben klar. Sie haben den Überblick. Die Dinge sind klein. Sie schweben darüber. Sie stehen darüber. Ein gutes Gefühl!

Ankertechnik:

Mit der Ankertechnik belegen Sie einen Punkt Ihres Körpers mit Ruhe. Wann immer Sie diese Stelle berühren, stellt sich das Gefühl der Ruhe und Entspanntheit oder der Überlegenheit oder der Sicherheit ein.

Wenn Sie Entspannungstechniken kennen lernen wollen, können Sie natürlich verschiedene Kurse besuchen. Autogene-Trainings-Kurse, Muskelentspannungskurse nach Jacobson, Meditationskurse, Yogakurse… Ich selbst habe die Erfahrung gemacht, dass dies oft mühsam ist für die Teilnehmer. Man beginnt einen

Kurs, bemerkt dann nach zwei bis drei Stunden, dass dies doch keine gute Lösung für die eigene Wellenlänge ist. Deswegen biete ich meinen Kursteilnehmern stets ein buntes Potpourri, zugeschnitten auf die Wünsche und Erwartungen der Teilnehmer. Damit kann am Ende des Kurses ein jeder hinausgehen mit der Gewissheit, dass er ein oder zwei oder drei Techniken kennen gelernt hat, die er in seinem speziellen Alltag gut gebrauchen kann.

(Zu diesen verschiedenen Techniken finden Sie Buch- und CD-Hinweise unter www.medizin-die-jeden-angeht.de)

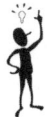 **Übungstipp:**

Wenn es Ihnen gut geht, Sie gelassen und ohne Stress Ihr Leben gerade genießen, üben Sie täglich 10 Minuten. Wenn es Ihnen schlecht geht und Sie keine Zeit haben, dann müssen Sie täglich zwei Stunden üben!

Wirklich!   Es funktioniert!   Probieren Sie es aus!

I) Geistige Umweltverschmutzung:

Die gerade geschilderten Methoden können wir ganz bewusst und absichtlich für unser Wohlbefinden und unserer Gesundheit einsetzen.

Dagegen sind wir der **geistigen Umweltverschmutzung** fast völlig schutzlos ausgeliefert. Es ist schwer, dieser unserer Umwelt mit diesen geistigen Umweltverschmutzungen zu entgehen, sie sind einfach da. Verrückterweise von uns Menschen selbst geschaffen. Auch hier könnte dieses Büchlein eine Änderung unseres Verhaltens und Bewusstseins, eine Änderung des morphogenetischen Feldes (siehe Seite 107) bewirken und dadurch für eine bessere Zukunft, für eine Weiterentwicklung einen wichtigen Beitrag leisten.

Worin besteht nun diese geistige Umweltverschmutzung?

Ein Schmutzteil ist die **Werbung:** Die moderne Werbung nutzt mit großem Aufwand exzellent die Kenntnisse der modernen Physik und Hirnforschung. So manipuliert sie uns alle äußerst effektiv. Wir tun und kaufen Dinge, die uns nicht nur nichts, aber schon gar nichts nutzen. Wir erstehen vieles, was uns viel mehr schadet, uns wertvolle Lebenszeit und Lebensenergie raubt.

Ein populäres Beispiel könnte der Fernseher sein. Sehen Sie sich hierzu nochmals die Lebenszeittabelle auf Seite 85 an. Jeder braucht einen Fernseher, ist doch klar! Oder?

Dazu eine kleine eigene Erfahrung: Es ist noch nicht lange her, dass eines meiner Kinder in den Lüftungsschlitz unseres damals vorsintflutlichen Minifernsehers (Fernsehen war uns nie so besonders wichtig) eine Büroklammer hineingesteckt hatte. Ein Kurzschluss führte zum sofortigen Tod des Fernsehers. Es war Frühsommer. Ich hatte über ein Dreivierteljahr keinen neuen Fernseher beschafft. Die ersten Wochen kam noch öfters die Frage: „Papa, darf ich fernsehen? Ach Mist, der ist ja kaputt". Bald keine Fragen mehr, ein Leben ohne Fernseher war selbstverständlich. Und wir hatten Zeit für uns gewonnen!!! Viel öfters Karten- und Brettspiele, viel mehr Zeit fürs gemeinsame Spielen, wir spielen gerne zusammen, seit der Büroklammer im Fernseher noch viel mehr. Statt Vorabendkinderprogramm ist auch eine kleine Radtour in den Wald, zum Minigolfen und vieles mehr eine echte Bereicherung für unser Familienleben. Kürzlich erzählte ich davon einer Mutter, die mich in meiner Praxis wegen Erziehungsproblemen und Überaktivität ihres Kindes konsultierte. Bezüglich einer fernsehlosen Zeit als Therapieansatz fanden wir keinen Konsens. Im Gegenteil, ich wurde eher etwas angefeindet: Das Kind könne dann ja in der Schule gar nicht mitreden, wüsste über die Ergebnisse von „Wetten dass" nicht Bescheid; das sei ein unzumutbarer Zustand in der heutigen Zeit! Wahrscheinlich ist es genauso unzumutbar, sich mit vernünftigem Gemüse vom Markt statt Werbe-Tiefkühlkost zu ernähren, frische Kirschen von Nachbars Baum statt künstliche Kirscharomen in Markenjoghurt zu genießen.

Ein weiterer großer Schmutzanteil: **Fernsehfilme/-sendungen**
Die meisten Sender, auch sogenannte öffentlich-rechtliche, muten uns zum größten Teil der Sendezeit Folgendes zu: Mord, Totschlag, Betrug, Leiden, Horrorszenarien, Gemeinheiten, Eifersucht, Katastrophen, Intrigen, miserable

Gesprächskultur in Talksendugen...... und, wenn die Realität nicht genügend Stoff liefert,wird dazu halt ein Science-fiction-Film gebastelt.

Erinnern Sie sich, wie Gedanken, Gefühle, Bilder („Die Seele denkt in Bildern") auf uns wirken? So gesehen ist Fernsehen meist Körperverletzung, Seelenverletzung, geistige Verschmutzung schlimmsten Ausmaßes.

Ein letzter sehr großer Schmutzanteil sei hier noch genannt:

Nachrichten und Zeitungsberichterstattung

Es gibt sog. Verantwortliche, die auswählen, was wir an Nachrichten wissen müssen. Analysen zeigen, dass es sich fast zu 100% um Negativ-Meldungen handelt. Lediglich der Wetterbericht ist, falls gerade ein Hochdruckgebiet mit Schönwetter ansteht, eine rühmliche, positive Ausnahme.
Also auch in Nachrichten und Presse: Mord Totschlag, Betrug, Katastrophen usw. usw..
Und das Ganze im Radio sogar teilweise halbstündlich, zumindest stündlich. Damit die negativen Wellen auch zuverlässig in uns wirken, sehen wir uns das alles auch noch ein- bis dreimal im Fernsehen an, mit schönen Bildern von Leichen, Erdbeben, zerstörten Dörfern u.v.m.. Und damit die Wirkung anhält, lesen wir am nächsten Tag alles schön bebildert nochmals in der Zeitung nach.

Ganz ehrlich, ich hab´s bis vor fünf Jahren ähnlich gemacht. Dann las ich ein spannendes Buch „Die 4-Stunden-Woche – Mehr Zeit, Mehr Geld, Mehr Leben" von Timothy Ferriss.
Dort fand ich den Tipp, dass das Weglassen von Zeitunglesen und Nachrichtenansehen einen Zeitgewinn und dabei keinen Nachteil bringt. Es stimmt! Seit fünf Jahren habe ich die Zeitung abbestellt, sehe mir im Fernsehen keine Nachrichten mehr an. Während Autofahrten höre ich gelegentlich mal Nachrichten, die ja selbst auf Musiksendern zu vollen Stunden das Programm unterbrechen. Und wissen Sie, was das Spannende ist: Alles was für meinen persönlichen Alltag wichtig ist, erfahre ich. Ganz automatisch. Zugegebenermaßen spricht sich manche Haiattacke im Roten Meer, manches Erdbeben in SO-Asien und mancher Mord erst später, manchmal vielleicht auch überhaupt nicht bei mir herum.

Aber ganz ehrlich: Es ist auch nicht nötig, dass mir Erdbebennachrichten miese Laune, Mitleidsgefühle und dergleichen machen, wenn dies keine konkreten Konsequenzen hat.

Lediglich, wenn ich sofort meine Koffer packen, hinfahre und bei den Ausgrabungen und Rettungsaktionen helfen würde, dann wäre es wichtig, diese Nachrichten über Erdbeben zu haben.

Wir leben jedenfalls bestens ohne Zeitungen und Nachrichten, und sogar das schöne Wetter kommt ggf. wie von Geisterhand, ganz von selbst, ganz zuverlässig, auch ohne Nachrichten-Wettervorhersage.

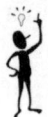

Übungstipp:

Denken Sie an Seite 44: Die Heraus-Forderung.

Erlauben Sie es sich einmal, heraus aus alten Mustern zu leben.

Bestellen Sie die Zeitung ab.

Packen Sie den Fernseher auf den Dachboden (an Fernsehers Platz passt vielleicht gut wöchentlich ein frischer Blumenstrauß von den Wiesen, selbst gepflückt, Lichtenergie im Wohnzimmer! Oder einige gute Bücher; Sie gewinnen Platz für gute Bücher!

Ich wünsche Ihnen von Herzen, dass Sie dieses Experiment einmal wagen.

Seien Sie tapfer und mutig!

4. Programm: Informationsmedizin – Zusammenfassung

Zur Informationsmedizin gehören:

Homöopathie, Bioresonanz, Kommunikation im ärztlichen Gespräch,

die Macht der eigenen Gedanken über sich und seine Gesundheit,

die Macht der eigenen Gedanken über Heilmethoden,

die Macht von Medikamentenbeipackzetteln,

die Macht von Einverständniserklärungen für ärztliche Eingriffe und Operationen,

die Macht von Mentaltechniken, Suggestionen, Affirmation und Selbsthypnose,

die Wirkung der Macht Ihrer Gedanken auf Mitmenschen, Ihre Kinder, Ihre Angehörigen und Bekannten.

Homöopathie:

Homöopathische Arzneimittel enthalten „nur" Informationen der Ausgangssubstanz, nicht chemische Atome derselben.

Bioresonanz:

Krank machende Informationen im Körper sollen durch gesundmachende Informationen ersetzt werden.

Informationen wirken extrem:

Eine schlechte Nachricht am Telefon führt in Sekundenschnelle zu Blutdruckanstieg, Pulsanstieg, Ausschüttung von Stresshormonen usw.

Kommunikation im ärztlichen Gespräch:

Es gehört leider bisher nicht zur medizinischen Ausbildung, positive Kommunikation zu erlernen. Über die Art seiner Wortwahl nimmt der Arzt (unbewusst) Einfluss auf die Heilungschancen des Patienten und auf die Wirkung der angebotenen Medikamente und Therapieverfahren. Ein praktisches, patientenbezogenes Kommunikationstraining für Medizinstudenten und Ärzte ist wesentlich und effektiver als manche Medikamentenscheininnovation.

Die Macht Ihrer eigenen Gedanken:

Oft sagen und denken wir: **„Ich bin krank"**, das ist immer falsch! Es ist immer nur ein kleiner Teil von mir krank, die Bronchien, eine Sehne an der

Schulter... Es macht einen großen Wirkunterschied, ob ich denke, dass ich krank bin oder eben nur ein winziger Teil von mir krank ist. Die richtige Denkweise und Formulierweise muss dringend in Seminaren gelernt und vor allem unseren Kindern und Medizinstudenten intensiv vermittelt werden.

Die Macht Ihrer Gedanken über Heilmethoden:
Alle Heilmethoden, egal, ob Medikamente oder andere therapeutische Verfahren, wirken beim jeweiligen Individuum genau mit so viel Kraft und Macht, wie sie von diesem Individuum mit Macht ausgestattet wurden. Unsere Gedanken über eine Heilmethode entscheiden also über deren Wirksamkeit. Deshalb ist es wichtig, dass wir selbst als mündige Klienten über die passenden Heilmethoden mitentscheiden und uns diese nicht von Göttern in Weiß vorgeschrieben werden.

Die Macht der Gedanken auf Mitmenschen, Kinder und Angehörige:
Sogar einige wissenschaftliche Studien, die in angesehenen Journals veröffentlicht wurden, zeigen, dass positive Gedankenenergie für andere (=beten) gesundheitsfördernd oder heilsam wirkt. Besonders wichtig ist eine neue Art der Kommunikation mit unseren Kindern. Beispiel: Ein schöner Wintertag, gehen wir Schlittenfahren. Wir haben viel Spaß und ein tolles Training fürs Immunsystem. Anstatt: Setz deine Mütze auf, sonst wirst du krank!

Die Macht von Medikamentenbeipackzetteln:
Die manchmal in Beipackzetteln genannten unzähligen Nebenwirkungsrisiken haben derart viel negative Energie, dass eine positive Wirkung auf das Gesundwerden mit dem Medikament stark eingeschränkt ist.

Die Macht von Einverständniserklärungen für ärztliche Eingriffe und Operationen:
Sowohl Einverständnisformulare wie auch Medikamentenbeipackzettel wirken über ihre Information auf unsere Realität, unsere Gesundheit und unseren Körper. Durch ihre negativen Aussagen erfüllen sie den Straftatbestand einer Körperverletzung. Dringend ist eine neue Art von Einverständnisformularen und Beipackzetteln erforderlich. Diese beinhalten positive Informationen, zeigen Bilder auf, wie durch diese Maßnahmen Heilung und das Gesundwerden in Gang kommen: Diese Bilder ermöglichen es jedem einzelnen, durch

Visualisieren die Wirkung der Medikamente und Therapien noch um hundert Prozent zu steigern.

Die Macht von Mentaltechniken, Suggestionen, Affirmationen und Selbsthypnose:

Das Besondere an Mentaltechniken ist, dass wir dabei versuchen unsere Gedanken zu bündeln. Damit entstehen sehr effektive Gedankenwellen, so wie durch Bündeln von Licht sehr effektive Laserstrahlen entstehen, mit denen man sogar Metall schneiden kann. Auch hier gilt, dass jeder für verschiedene Lebenssituationen seine individuell geeignete Mentaltechnik finden muss.

Die geistige Umweltverschmutzung durch Presse, Funk und Fernsehen besteht darin, dass wir fast ausschließlich mit negativen Meldungen, also negativen Energien permanent bombardiert werden. Hier können wir als Verbraucher mutig zu positiven Veränderungen auch im kollektiven Bewusstsein (morphogenetischen Feld) beitragen, in dem wir diese Medien in der aktuellen, negativen Form meiden und somit durch verminderte Nachfrage das Angebot verändern.

Informationsplattform zu den oben genannten Themen: www.medizin-die-jeden-angeht.de

5. Programm: Geistig-seelische Medizin

Aus meiner praktischen Erfahrung ist dies die effektivste, kostengünstigste und einfachste Methode, einfach für Menschen östlicher Kulturkreise oder sogenannter Naturvölker (Inuits, Indios, Amazonastieflandindianer, Mongolen…). Für uns westliche Menschen ist es eher die schwierigste Methode, da wir uns nur allzu gerne auf technische Hilfsmittel verlassen. Technische Hilfsmittel umgehen diese seelisch-geistige Ebene. (Vielleicht schauen Sie sich schon einmal hier das Kapitel zum Thema Placebos, Seite 191 an.)
Außerdem haben wir fast vollständig den Glauben an unsere eigenen, uns zutiefst innewohnenden Fähigkeiten verloren. Bei uns gibt es für alles Spezialisten, die es schon wieder richten. Selbst meine Gesundheit wird da gerichtet. Alle

können etwas richten, nur ich selbst nicht. Das ist unser Weltbild! Dabei haben wir doch in den letzten Kapiteln sehr deutlich gesehen, dass alles mit Energien, mit Wellen zu tun hat, dass sogar ganz einfache Gedanken wirken. Und wenn wir uns die Inhalte dieser letzten Kapitel nochmals vor Augen führen, dann ist es doch wirklich einfach, mit den eigenen Gedankenwellen am eigenen Körper etwas zu bewirken.

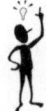

Tipp:

Lesen Sie jetzt nochmals alle Kästen. Das sind die Zusammenfassungen. Damit verstärken Sie das Denken dieser neuen Medizin in Ihnen. Damit wird dieses neue Denken mehr und mehr Realität für Sie. Tun Sie dies auch nochmals, wenn Sie das Buch zu Ende gelesen haben. Tun Sie es außerdem während der nächsten zwölf Monate einmal im Monat.
Blockieren Sie hierfür einmal im Monat eine dreiviertel Stunde in Ihrem Terminkalender. Tun Sie dies jetzt!

Ein weiteres Denkproblem für uns ist auch unser so sehr menschenzentriertes Weltbild. Wir denken: „Ich bin ich, und alles andere ist außerhalb von mir und hat zunächst nichts mit mir zu tun." Rational betrachtet ist klar, dass diese Einstellung völliger Unsinn ist. Erinnern Sie sich nur nochmals daran, dass alles aus Atomen besteht. Alle Atome haben Energiefelder. Auch wir Menschen bestehen aus Atomen und haben damit Energiefelder. Und diese Energien können sich allesamt wechselseitig beeinflussen.

Trotz alledem steckt dieses menschenzentrierte Weltbild ganz stark in unseren Knochen. Und die technischen Erfolge der Neuzeit bestärken uns darin. Immerhin können wir bis ins All fliegen, können Roboter auf dem Mars Steine sammeln lassen und atomare Teilchen in Beschleunigeranlagen in einem Affentempo herumscheuchen. Das können wir, wir Menschen!

Ich möchte Ihnen hier einige Beispiele zeigen, die es Ihnen nach und nach ermöglichen sollen, ein weniger menschenzentriertes Weltbild für sich akzeptieren zu können.

Zuallererst ein richtig naturwissenschaftliches Beispiel aus der Physik: Beim Urknall ist ALLES entstanden, die Information, die alles weiterbringt und vorantreibt. Ein Teil, und zwar ein sehr winziger Teil von diesem ALLES, sind wir Menschen. Im Urknall ist auch die gesamte Information, der gesamte Plan für den Lauf dieses Universums entstanden und wir müssen davon ausgehen, dass dieser Ablaufplan genau so, wie er ist, auch in Ordnung ist. Dies gilt es zu akzeptieren, auch wenn wir Menschen in unserer kleinen nur wenige Jahrzehnte dauernden Welterfahrung die Ordnung dieses Plans nicht immer erkennen können. Eiszeiten haben Tiere und Pflanzen aussterben lassen, und das gehört auch zu dieser Ordnung. Die prächtigen Dinos, Tiere, wie sie die Welt nie mehr gesehen hat, sind ausgestorben. Ich finde dies nach wie vor sehr, sehr schade. Dennoch ist auch dies in der Ordnung. Immerhin haben wir Menschen uns danach entwickeln können, weshalb wir auch ganz froh sein dürfen und glücklich und nun gut gelaunt und interessiert dieses Buch lesen können. Konsequent weitergedacht sind natürlich damit auch Krankheiten, Leiden und Tod in genau dieser Ordnung! Dass wir Menschen mit unseren vielleicht 85 Jahren Lebenszeit nicht den Überblick und das Verständnis für die dahinter stehende große Ordnung, die auf Jahrmillionen ausgelegt ist, haben können, ist doch logisch. Diese große Ordnung hat eben andere Zeitdimensionen. Dieses im Urknall oder bei der Schöpfung entstandene Universum, über dessen Ordnungsplan wir gerade reden, hat bereits 13,7 Milliarden Jahre auf dem Buckel und wird nach Ansicht der Wissenschaftler noch weitere 15 Milliarden Jahre existieren können. Wie soll ein 85-jähriges Menschenleben da richten dürfen darüber, ob die Dinge, die sich da ereignen, wie Krankheiten und Tod, in Ordnung sind? In Wirklichkeit ist die zu beurteilende Zeitspanne sogar noch kürzer. Wir urteilen z.B. über einen Unfall, der nur Sekunden dauerte. Wir beschweren uns über eine Krankheit, die nur Tage, Wochen oder vielleicht Monate dauert.

Hier könnte ein neuer Blickwinkel entsprechend den Erfahrungen und Erkenntnissen der Physik hilfreich sein, ein Blickwinkel, der versucht, diese große Ordnung und damit auch Krankheiten und Tod anzunehmen für ein erfülltes Leben. Zum Thema „Annehmen" später noch mehr.

Weitere hilfreiche Sichtweisen sind eben die Sichtweisen östlicher Kulturkreise und naturverbundener Völker.

a) Taoismus

Im Taoismus wurden ursprünglich Schamanismus, Geisterbeschwörungen, Exorzismus und Kontaktaufnahme zu den Göttern und Verstorbenen praktiziert. Im chinesischen Volk waren lange Zeit ein alchemistischer und magischer Charakter im Vordergrund.

Ganz vereinfacht kann man heutzutage unter Taoismus bekannte Denkrichtungen unterordnen wie Buddhismus, Zen in Japan, Konfuzianismus und das Feng Shui.

Die philosophische Richtung des Taoismus hat durchaus auch im Westen Beachtung und Anhängerschaft gefunden. Am bekanntesten wohl in den Schriften von Hermann Hesse. Sein Buch „Siddartha" wurde sogar verfilmt. Dao ist das zentrale Element des Taoismus und bedeutet wörtlich übersetzt „Der Weg oder die Straße". Mit diesem Dao ist aber ein umfassendes Weltprinzip gemeint. Der Mensch soll dieses Prinzip möglichst wenig durch bewusstes Handeln stören, er soll in mystisch intuitiver Weise im Einklang mit diesem Weltprinzip leben. Ein wichtiger Grundsatz hierbei ist das „Handeln" durch „Nichthandeln" (wie wu wee). Dieser Begriff des „Nichthandelns" bedeutet aber nicht, dass gar nichts getan werden soll, er bedeutet vielmehr, nicht gegen dieses Weltprinzip des Dao zu handeln.

Kommentar: Wenn Sie sich nochmals die obigen Ausführungen aus unserer westlichen Physik zum Urknall ansehen und die Überlegungen, dass in diesem Universum, das schon über 13 Milliarden Jahre besteht, eine große Ordnung zu vermuten ist, so finden Sie diese Ordnung hier im Begriff des Dao und in der Empfehlung, diese Ordnung zu akzeptieren und nicht gegen diese Ordnung zu handeln. Mit genügend Abstand und Toleranz betrachtet scheinen sich westlich physikalisches Urknallweltbild und Taoismus ganz ähnlich zu sein. Beide sehen eine übergeordnete Ordnung. Der Taoismus formuliert sogar ein Gesetz des „Nichthandelns". Das Weltbild muss also nicht so menschenzentriert sein, wir müssen nicht alles beeinflussen und machen. Vertrauen und Intuition dürfen ihren Platz haben!

Dao

Dao ist das zentrale Element das Taoismus und wird oft wörtlich konkret als „Weg" übersetzt. Mit Dao ist allerdings ein umfassendes Weltprinzip gemeint, das dem Menschen rein rational nicht zugänglich ist. Der Mensch soll dieses Prinzip möglichst wenig durch bewusstes Handeln stören, sondern in mystisch- intuitiver Weise im Einklang mit diesem Gesetz leben. Dabei spielt der Grundsatz des „Handelns durch Nichthandeln" eine entscheidende Rolle. Der Begriff des „Nichthandelns" heißt aber nicht automatisch, dass gar nichts getan werden soll. Es bedeutet vielmehr, nicht gegen das Dao, also gegen das Weltprinzip zu handeln.

b) Indianische Sichtweise:

Ein weiteres schönes Bild für das große Ganze haben die Indianer Nordamerikas. Das Universum ist wie ein großer Ozean. Sie nennen dies den „Großen Geist". Wir Menschen, unsere Körper sind wie eine Tasse. Diese Tasse ist gefüllt mit Wasser aus dem großen Ozean; dieses Wasser entspräche in unserer abendländischen Denkweise dann unserer Seele, und dieses Wasser ist Teil des großen Geistes, also Teil von allem. Diese Tasse wird irgendwann zerbrechen, das Wasser wird wieder in den großen Ozean, also zum großen Geist, zurückfließen. Darin sind wir verbunden mit allem anderen des Universums. Denn auch Pflanzen, Steine, Tiere, alles ist Wasser dieses großen Ozeans. Übrigens auch ein sehr hilfreiches Bild, wenn wir über das Thema Tod und was danach sein wird diskutieren wollten. In diesem Bild fließt jedenfalls, wenn die Tasse zerbrochen ist (=Tod), das Wasser(=Seele) wieder zurück in den großen Ozean, zum großen Geist (=Gott).

Wer sich ernstlich mit „Geistig-seelischer Medizin" beschäftigen will, muss spüren, fühlen, glauben oder gar für sich selbst wissen, dass wir nur ein winziger Teil in einem Großen und Ganzen sind und dass dieses einen vernünftigen und seit Jahrmilliarden gut funktionierenden Entwicklungsplan enthält. Dass dem so ist (eine Botschaft für unsere westlichen, materialistischen linken Hirnhälften), haben uns die modernen Physiker der letzten 150 Jahre sogar in mathematische Formeln packen können (siehe Literaturhinweise). Ebenso haben die Physiker berechnet, dass wir unsere Realität aus diesem Ozean aller Möglichkeiten selbst erschaffen.

Geist – Energie – Materie

„Primär existiert nur Zusammenhang, das Verbindende ohne materielle Grundlage. Wir könnten es auch Geist nennen. Etwas, was wir nur spontan erleben und nicht greifen können. Materie und Energie treten erst sekundär in Erscheinung – gewissermaßen als geronnener, erstarrter Geist". (Hans-Peter Dürr, ehem. Direktor des Max-Planck-Institutes, alternativer Nobelpreisträger)

Dabei haben manche dieser Physiker durchaus ein Herz für uns normalsterbliche Menschen. Diese Physiker wissen sehr genau, dass wir mit den komplizierten Formeln in der Regel nichts anfangen können und auch die Fachsprache der Physik nicht wirklich verstehen. Deswegen bieten uns diese Physiker schöne Bilder, um ihre Erkenntnisse auch für den wissenschaftlich gebildeten Durchschnittsmenschen verständlich zu machen.

Ein solches Bild, das sich durchaus an das Bild der Indianer anlehnt, ist der „Ozean aller Möglichkeiten" oder, wie manche Physiker es nennen, die „Quantensuppe". Der wissenschaftliche Forschungsbereich hierzu heißt Quantenphysik. Vereinfacht ausgedrückt: Alles im Universum besteht aus Atomen: Menschen, Tiere, Pflanzen, Steine, Wasser, Luft, Alles! Atome bestehen aus Protonen, Neutronen, aus Energie, aus Quantenenergie. Und das alles ist beim Urknall mit der Schöpfung entstanden. In dieser Quantensuppe ist alles für alle Zeiten enthalten. Das meint auch die Bibel, wenn sie Formulierungen verwendet wie „von Ewigkeit zu Ewigkeit". Und was jetzt und hier für mich Wirklichkeit wird, liegt daran, was ich jetzt und hier ganz konkret für mich aus dieser Quantensuppe herausfische. Sie erinnern sich vielleicht an den Fernseher mit den tausend Programmen. Das wäre ein paralleles Bild aus unserer Alltagserfahrung.

Zum besseren Verständnis der „Geistig-seelischen Medizin" könnten wir hier durchaus auch die Begriffe Diagnose und Therapie verwenden. Diese wären allerdings etwas anders definiert.

Diagnose würde in der „Geistig-seelischen Medizin" bedeuten: Liebes Symptom, was willst du mir sagen, worauf willst du mich aufmerksam machen? Oder anders ausgedrückt: Ich sehe mir meine Krankheit, mein Symptom an und erfasse intuitiv, was ich da für mich aus der Quantensuppe (wohl unbewusst) herausgefischt, an Land gezogen habe.

Therapie würde dementsprechend bedeuten: Danke, lieber Lebensplan, für die Hinweise und dafür, dass du mir bewusstwerden lässt, was ich aus der Quantensuppe herausgefischt habe. Danke für das Wissen, dass in dieser Quantensuppe auch alle anderen Möglichkeiten vorhanden sind. Danke für die Möglichkeit, dass ich genauso gut auch anderes aus der Quantensuppe herausfischen kann. Was müsste ich dafür verändern?

Da uns diese Denkweise doch recht fremd ist, will ich Ihnen im Folgenden einige Beispiele aufzeigen. Wenn Sie damit arbeiten wollen, müssen Sie natürlich jeweils das Beispiel passend für sich selbst erarbeiten. Gerade am Anfang, bis wir entsprechende Übung haben, ist es gut, diese Art von Diagnostik und Therapie mit einem erfahrenen Therapeuten individuell durchzuführen oder das Vorgehen intensiv in Kursen zu lernen (siehe www.medizin-die-jeden-angeht.de)

Beispiel: Rückenschmerz

Diagnose: Lieber Rückenschmerz, was willst du mir sagen? Danke für den Hinweis. Ich überlege, warum ich gerade jetzt zur Zeit mir diesen Rückenschmerz aus der Quantensuppe herausgefischt habe.

Therapie: Danke fürs Bewusstwerdenlassen. Aha, es steckt dieses oder jenes Problem dahinter (alter Bürostuhl, schlechte Arbeitsplatzergonomie), oder habe ich mir einen zu schweren Rucksack aufgeladen voll Problemen aus Partnerschaft, Beruf, … ? Was kann ich am besten verändern? Welche anderen Inhalte werde ich mir aus der Quantensuppe herausfischen anstelle der Rückenschmerzen?

Beispiel: Magenbeschwerden

Diagnose: Lieber Magen, was willst du mir sagen?

Therapie: Danke für die Bewusstwerdung meines Problems. Ich fresse da dieses oder jenes in mich hinein. Ich finde etwas zum Kotzen. Es schlägt sich mir etwas auf den Magen. Danke fürs Bewusstwerdenlassen. Was will ich alternativ aus der Quantensuppe für mich herausfischen? Was kann ich dafür tun?

Beispiel: Herzbeschwerden / Atembeschwerden

Herzbeschwerden, Atembeklemmung, Asthma: Im Prinzip ist es ganz einfach. Sie gehen immer so vor, wie bei den obigen Beispielen angesprochen. Und schauen Sie ruhig immer wieder in unsere Sprache.
Es nimmt mir etwas die Luft. „Mein Atem wird blockiert...".

Einen sehr schönen Überblick und eine gute Hilfestellung für diese nach unserer Denkart psychosomatischen Zusammenhänge geben die Bücher von Dr. Rüdiger Dahlke zum Thema „Krankheit als Weg".

Übungstipp:

1. Notieren Sie mindestens fünf persönliche Krankheitsbilder. Arbeiten Sie diese ausführlich schriftlich entsprechend der o.g. Beispiele durch.
2. Im zweiten Schritt entspannen Sie sich ein wenig mit einer Ihnen bekannten Mentalübung und visualisieren dann die Lösungen, die gesunde, heile Zukunft. Visualisieren Sie diese in allen Details.

Eine enorm effektive Heilungsübung.

1. Warnhinweis:

Der Ordnung halber und auch wegen unserer Juristen sei nochmals darauf hingewiesen: Natürlich muss nach unserer üblichen Denkweise jeder Herzschmerz sofort, ggf. durch den Notarzt, abgeklärt werden. Es könnte sich ein tödlich verlaufender Herzinfarkt anbahnen.

Natürlich muss jede Atembeklemmung sofort, ggf. durch den Notarzt, abgeklärt werden. Es könnte ein drohendes Herzversagen mit Todesfolge dahinter stecken. Natürlich muss jeder Bauchschmerz am besten sofort, ggf. durch den Notarzt, abgeklärt werden. Es könnte ein Magendurchbruch mit tödlichen Folgen oder eine geplatzte Bauchschlagader mit ebenso deletärem Verlauf Auslöser sein.

2. Warnhinweis:

Andererseits wissen Sie auch, dass Sie mit Ihren Gedanken Realitäten schaffen. Dies würde ja bedeuten, dass Ihre angstbesetzten Gedanken, die einen Herzinfarkt vermuten, diesen Herzinfarkt realisieren. Sie haben damit halt das Programm der mechanischen oder chemischen Medizin (siehe 1.Programm und 2.Programm) gewählt. Sie könnten aber auch den Gedanken haben, dass der Herzschmerz mit Ihrem Partnerschaftsproblem zu tun hat. Dann würden Sie eben das Partnerschaftsproblem realisieren und auf der geistig-seelischen Ebene sehr gut eine Lösung finden können. Sie hätten dann das Programm 5 „Geistig seelische Medizin" eingeschaltet.

Und das Schöne dabei ist letztendlich, dass Sie als freier Mensch die Freiheit haben, das Programm zu wählen, mit dem Sie Ihren Lebensweg intuitiv fühlend weiterbringen wollen. Jeder hat das Recht, seinen Weg zu wählen, sein Programm für die jeweilige Situation auszusuchen. Dabei können es in verschiedenen Situationen durchaus auch unterschiedliche Programme sein. Eine tolle Freiheit! Eine Freiheit, die Sie allerdings manchmal verteidigen müssen. Manche, sogenannte Fachleute in weißen Kitteln, bedrohen Sie geradezu militant, Tag und Nacht und dauerhaft nur immer ein Programm, zum Beispiel das zweite Programm, anzusehen. Sie drohen Ihnen damit, dass Sie z.B. weitere Herzinfarkte bekommen werden, dass Sie zum Pflegefall werden, dass Siechtum und Tod vorprogrammiert seien, wenn Sie dieses zweite Programm verlassen, wenn Sie aufhören, die verordneten, verschiedensten Pillen tagtäglich brav einzunehmen.

Nach diesen sehr ernst gemeinten Warnhinweisen aber wieder zurück zur „Geistig-seelischen Medizin". Ziel dieses Programms und Besonderheit dieses Weges ist, dass letztendlich der Plan des Universums darauf ausgerichtet ist, sich stets zu verbessern, stets auf höhere Entwicklungsstufen zu gelangen. Wir nennen dies Evolution, Evolution der Arten und der Menschheit, auch Evolution des Universums. Damit dieser Evolutionsplan stetiger Verbesserung gelingen kann, haben wir die Möglichkeit, all unsere Erfahrungen abzuspeichern und das Abgespeicherte sogar an unsere Mitmenschen und Nachkommen weiterzugeben. Damit wir nicht verrückt werden wegen der Unmenge der gespeicherten Daten, werden diese im Speicher namens „Unbewusstsein" oder „Unterbewusstsein" abgelegt.

Hier mag ein weiteres Bild für Sie sehr hilfreich sein:

Das Eisbergmodell

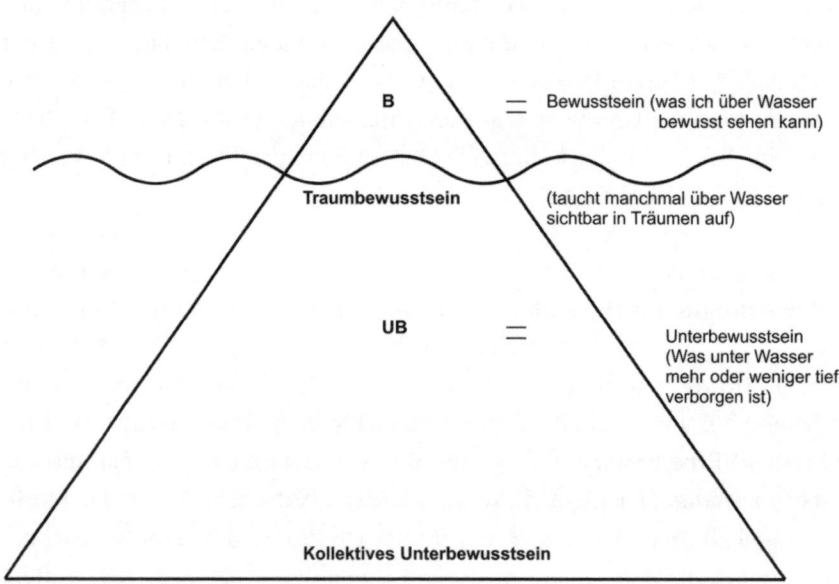

Stellen Sie sich vor, wir Menschen seien wie Pyramiden. Solche Pyramiden sind übrigens recht perfekte Formgebilde! Denken Sie nur an die großartigen Pyramiden Ägyptens. Wenn nun solch eine Pyramide im Wasser schwimmen würde, so wäre sie wie ein Eisberg. Von solch einem Eisberg schaut nur ein ganz geringer Teil oben zum Wasser heraus, der viel größere Teil schwimmt unter Wasser und stabilisiert somit diesen schwimmenden Eisberg. Dieses Bild entspricht sehr schön von den Größenverhältnissen her unseren menschlichen Strukturen. Der kleine Teil, der zum Wasser herausschaut, ist das, was wir bewusst wahrnehmen, wo wir bewusst hinaufsteigen könnten, was wir bewusst fotografieren können, dies ist unser Bewusstsein (B). Der viel, viel größere Teil, der unter Wasser schwimmt, den wir nicht sehen können, den wir auch nur mit relativ großem Aufwand tauchenderweise erforschen können, ist der nicht sichtbare, der unterbewusste Teil (UB). Der Wasserspiegel ist quasi die Trennungslinie zwischen bewusstem und unterbewusstem Bereich. Je nachdem, wie der Wasserstand ist und ob das Wasser vielleicht Wellen schlägt, kann es vorkommen, dass einmal unterbewusste Teile ein klein wenig sichtbar werden, also ein klein wenig in unser Bewusstsein rücken. Dies erleben wir zum Beispiel bei Träumen, oder wenn manchmal einfach so Gefühle hochkommen und wir dabei gar nicht wissen, wie uns geschieht, weil wir plötzlich eine große Traurigkeit spüren, weinen könnten, und ein ander Mal uns herrlich beschwingt und glücklich fühlen ohne besonderen äußeren Anlass. Die ältesten Teile des Eisbergs sind in der Basis, ganz, ganz unten. Dort begann der Eisberg zu wachsen und es hat sich immer wieder neues Eis darauf gebildet, bis er seine jetzige Größe hatte. Ganz unten an der Basis des Eisberges sind also ganz alte, tiefe Erfahrungen. Vielleicht beinhaltet diese Basis sogar Wasser, das seit Anfang des Universums besteht. Wenn wir im menschlichen Bereich von solch alten Erfahrungen sprechen, die nichts mit unserem aktuellen Zeitbewusstsein zu tun haben, so entspräche das zum Beispiel dem „kollektiven Unterbewusstsein" nach C.G. Jung. Damit ist all das Wissen, damit sind all die Gefühle und Erfahrungen gemeint, die seit Anbeginn der Menschheit von uns registriert und weitergegeben wurden. Denken Sie hier auch an das Hologramm (siehe S. 65). In jedem von uns steckt alles Wissen und Fühlen. In der Regel ist dies jedoch tief unten in der Basis des Eisbergs, tief im Unterbewusstsein, gespeichert.

Wie können Sie nun mit diesem Eisbergmodell arbeiten? Schauen wir uns ein banales und alltägliches Beispiel an: Bluthochdruck.

Das Eisbergmodell

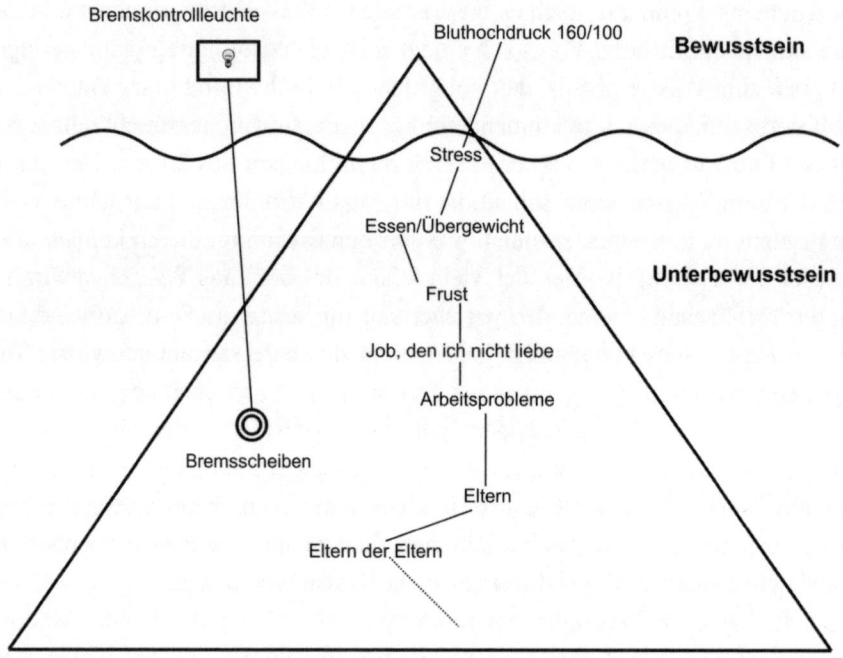

Der messbare und damit sichtbare Blutdruckwert von 160/100 ist das, was wir oben am Eisberg, in dem Teil, der aus dem Wasser herausschaut, bewusst messen können. Dieser Bluthochdruck ist aber im wahrsten Sinne des Wortes nur die Spitze des Eisberges. Was steckt darunter? Wenn man jetzt einmal hypothetisch unter die Wasseroberfläche in den unterbewussten Teil der Eisbergs schauen würde, würde man vielleicht folgende Zusammenhänge erkennen können: Knapp unter der Wasseroberfläche würde das Wort „Stress" auftauchen. Ich fühle mich immer wieder gestresst, dieses wird mir bei etwas niedrigerem Wasserstand durchaus auch immer wieder bewusst.

Wo liegen die Ursachen dieses Stresses? Ich fühle mich gestresst, weil ich übergewichtig bin; zu allem Übel behaupten auch noch alle, dass Übergewicht den Blutdruck erhöht.

Noch tiefer: Warum bin ich übergewichtig? Weil ich aus Frust immer wieder zu viel und Falsches hineinschlinge.

178

Noch tiefer: Warum bin ich frustriert? Weil es in der Arbeit nicht so läuft.

Noch tiefer: Warum läuft es in der Arbeit nicht so? Weil es eigentlich nicht der Job ist, den ich liebe.

Noch tiefer: Warum mache ich denn einen Job, den ich nicht liebe? Weil meine Eltern mir gesagt hatten: „Werde Beamter, da hast du ein sicheres Auskommen!" Warum gebe ich den Job nicht einfach auf? Weil ich meine Eltern nicht enttäuschen will; sie würden sich ja im Grab umdrehen.

Noch tiefer: Warum würden meine Eltern so reagieren? Weil sie es in der damaligen Zeit so gelernt haben, weil sie so erzogen wurden von wiederum ihren Eltern.

Sie sehen schon, wir landen jetzt in den Tiefen unseres Eisberges, bereits in diesem kollektiven Unterbewusstsein der Generation meiner Eltern. Wir landen sogar in früheren Generationen, deren Wissen und Fühlen auch in meinem persönlichen Eisberg in gefrorener Form nach wie vor vorliegt.

Nun können Sie einmal überlegen, wie vernünftig unsere übliche medikamentöse Therapie des Bluthochdrucks ist. Wir geben einfach ein chemisches Mittel, was den an der Spitze des Eisbergs also im Bewusstsein messbaren Bluthochdruck künstlich beschönigt, künstlich herunterdrückt. Alle anderen möglichen Aspekte, die im riesigen Bauch des Eisberges unter Wasser vorhanden sind und zu den wirklichen Ursachen des Bluthochdruckes gehören, werden nicht berücksichtigt. Das kann doch nicht gut gehen. Das ist so unvernünftig, dass es einfach nicht gut gehen kann!

Ich möchte Ihnen hierzu ein Beispiel aus der Technik nennen und damit aufzeigen, dass jeder KFZ-Meister schlauer ist als wir ärztliche Weißkittel, die wir uns oft in fanatischer Weise nur mit dem zweiten Programm der chemischen Medizin beschäftigen. Man hat oft das Gefühl, dass wir Ärzte an der Einschaltquote, am Gewinn beteiligt sein könnten, so groß ist dieser Fanatismus.

Das Beispiel aus der Technik wäre Ihre Bremskontrollleuchte im Auto. Wenn in Ihrem Cockpit eine rote Warnleuchte mit dem Hinweis „Bremsen überprüfen lassen, Unfallgefahr" aufleuchtet, so ist das auf der bewussten Ebene das sichtbare Signal für Sie, dass mit Ihren Bremsen etwas nicht in Ordnung ist. Würde sich der KFZ-Meister so verhalten wie die Mediziner, die lediglich eine Pille verschreiben, so würde der KFZ-Meister ein blickdichtes Pflaster nehmen, die rote Warnleuchte überkleben und zu Ihnen sagen: „Jetzt ist alles in Ordnung, Sie können weiterfahren!".

Ich sagte es schon, der KFZ-Meister ist schlauer: Er kriecht nämlich unters Auto, unter die Wasseroberfläche sozusagen, und erforscht den Untergrund, das Unterbewusste sozusagen. Dabei findet er heraus, ob es an der Bremsflüssigkeit liegt, an den Bremsleitungen oder an den Bremsscheiben. In dem Moment, wo zum Beispiel die defekte Bremsscheibe ausgetauscht wird, wird automatisch auf der bewussten Ebene das rote Warnlicht ausgehen. Und genau dies würde in der „Geistig-seelischen Medizin" passieren. In dem Moment, wo Sie in unserem obigen Beispiel den Eltern ihr Verhalten verziehen haben und sich vielleicht mit Ihren Berufswünschen tatsächlich beschäftigen und neue Lösungswege finden, wird quasi das Warnlichtchen an der Oberfläche verschwinden; der Blutdruck wird sich normalisieren; ohne Selbstbetrug durch Zukleben des Warnlichtes, ohne mehrere verschiedenen chemischen Substanzen gegen (=Anti) den Blutdruck (Anti-hypertensivum) einnehmen zu müssen. Und: Es würde noch viel mehr passieren: weniger Stressgefühle, keine Frust- Fresserei, Gewichtsabnahme, gute Figur, gutes Aussehen, Wohlbefinden, Arbeitszufriedenheit. Toll, was da alles passiert, wenn Sie an der wirklich richtigen Schraube drehen.

Auch diese Überlegungen am Bild des Eisberges machen es doch klar: Jedes Symptom, jede Krankheit hat irgendeinen Sinn, der mit mir persönlich als Träger des Symptomes zu tun hat. Symptome der Krankheiten können dabei ein Zeichen meiner Seele bzw. meines Körpers sein, dass etwas nicht in Ordnung ist. Wenn der Fehler also behoben wird, der im tiefsten Inneren, im Eigentlichen nicht in Ordnung ist, so wird das Symptom sofort verschwinden können.

Um es noch einmal am Bild der Bremskontrollleuchte zu verdeutlichen: Wenn Ihre Bremskontrollleuchte (=Symptom/Krankheit) in Ihrem Auto rot aufleuchtet, dann könnte die Ursache in abgefahrenen Bremsscheiben (Ihr persönliches seelisches Problem) liegen.

Wenn Sie die Bremsscheiben (Ihr persönliches seelisches Problem) dann in Ordnung bringen können, wird augenblicklich das Aufleuchten der Bremskontrollleuchte (Ihr Symptom, Ihre Krankheit) verschwinden.

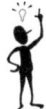

Übungstipp:

Nehmen Sie große DIN A3- Blätter und bunte Malstifte.
Malen Sie einige Eisberge auf und schreiben Sie intuitiv alles in den Eisberg hinein, was Ihnen zum jeweiligen Krankheitssymptom, der Eisbergspitze, in den Sinn, quasi in die Feder kommt. Manch kleines Krankheitssymptom wird sich schon allein durch diese Übung lösen!

Wir sprachen vorhin davon, dass es das Ziel des Universums, das Ziel der Schöpfung ist, sich stetig weiterzuentwickeln. Das heißt, „Geistige-seelische Medizin" funktioniert nur dann, wenn daraus eine Weiterentwicklung resultiert; sonst wäre sie ja biologisch nicht sinnvoll; Das heißt, dass Sie für den Erfolg geistigseelischer Medizinmaßnahmen schon eine Weiterentwicklung auch leben und umsetzen müssen! Neue Lebenswege einschlagen, eine neue Lebensart, vielleicht ein neuer Job, eine neue Umgebung (Wohnortwechsel), evtl. neue Gewohnheiten (d.h. alte, liebgewonnene, aber schädliche Gewohnheiten ablegen), neue Lebensabschnittsgefährten usw. usw.
Diese Veränderungen sind manchmal beschwerlich und erfordern Mut. Das ist oft der Grund, warum manche lieber die Spritze oder die Tablette wählen, als mutige Veränderungen anzugehen.
Oft müssen wir nämlich dabei unsere Komfortzone verlassen, uns in persönliche, gesellschaftliche, ja manchmal auch finanzielle Abenteuer stürzen. Das vermeiden viele, bleiben lieber krank, welken dahin (=Burn-out, Depression) oder gehen gar unter (=sterben). Doch was ist schon Geld gegenüber Glück und Lebensfreude? Was sind schon gesellschaftliche Abenteuer gegenüber Freiheit und einem spannenden Leben.

Ich kenne inzwischen viele Menschen, die es gewagt haben – Gratulation! –, ihre Komfortzone zu verlassen. Was geschah? Nicht Armut, Verlassensein, Hartz IV oder Ähnliches. Nein: Lebensfreude, ein wirklich spannendes Leben, neue Ziele, neue Pläne, neue Menschen im Umfeld mit ähnlich spannenden Biographien, Menschen, die sie unterstützten, mehr Glück, mehr Einkommen, neue glückliche Partnerschaften, spannende Jobs und vieles mehr.

Meine persönlichen Erfahrungen mit eigenen Patienten, die schon mutige Schritte gewagt haben, zeigen durchwegs positive Ergebnisse gemäß dem Sprichwort: „Wer wagt, gewinnt!"

Abenteuer – gratis!

Urlaub ist eine Zeit des Jahres, wo viele von uns Abenteuer regelrecht suchen, Unbekanntes, fremde Kulturen! Sie tun dies für viel Geld. Wenn es um unser wirkliches Leben geht, so enthält dieses oft Abenteuer und Mut erfordernde Aktivität gratis. Erstaunlicherweise nutzen wir diese Gratisangebote ungern.

Wie gehe ich praktisch vor, um in die Tiefen des Eisberges zu gelangen, um „Geistig-seelische Medizin" umsetzen zu können?

1. Ich kann es selbst versuchen: Sie könnten mit Ihren Symptomen ins Zwiegespräch gehen, in ein freundliches Zwiegespräch, sich nicht beschimpfen und beschuldigen. Verständnisvoll fragen! Fragen, was das Symptom Ihnen sagen möchte, welchen Nutzen und welche Chancen die Krankheit beinhaltet? Wenn Sie dies in einer gut entspannten Situation tun, in einer Art Trancezustand, haben Sie erfolgsversprechenden Zugriff zu den unterbewussten, geistig-seelischen Inhalten Ihres Problems.

2. Sie könnten die von Clemens Kuby empfohlene Methode des Seelenschreibens nutzen. Genaueres hierüber können Sie in seinen Büchern erfahren. Kurz zusammengefasst: Legen Sie sich ein kleines Lämpchen und Schreibzeug in Ihrem Schlafzimmer zurecht. Idealerweise nehmen Sie sich abends vor, dass Ihre Seele Ihnen nachts, wenn Sie im Alpha-Zustand sind, Hinweise geben möge. Wenn Sie nachts dann wach werden, idealerweise in so einer Art Halbschlaf noch sind (=Alphazustand), dann schreiben Sie einfach alles

auf, was Ihnen intuitiv vor Ihr inneres Auge kommt. Es müssen keine Sätze sein, es kann scheinbarer Unsinn sein… Gleich am nächsten Morgen sehen Sie sich die Unterlagen an, lassen intuitiv Assoziationen und Bilder dazu auftauchen, schreiben diese dazu und so ergibt sich langsam durch viele Puzzleteilchen ein Gesamtbild.

3. Sie könnten sich einen Arzt oder Therapeuten suchen, der im Umgang mit Entspannungsverfahren, medizinischer Hypnosetherapie oder „Geistig-see-lischer Medizin" erfahren ist. In einer fachmännisch geleiteten Sitzung errei-chen sie oft in erstaunlich kurzer Zeit große Tiefen Ihres Unterbewusstseins und finden schnell Lösungen.

Ich mache immer wieder die Erfahrung, dass ich mit meinen Klienten in einer ca. 60- minütigen Sitzung gute Lösungen erreiche.

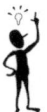

Übungstipp:

Holen Sie sich nochmals Ihre Eisbergbilder der letzen Übung (Seite 181) hervor. Bearbeiten Sie die Themen dann nach und nach mit einer der o.g. Methoden. Sie können es auch erst mit Methode 1 und 2 selbst versuchen; falls Sie mit dem Ergebnis nicht zufrieden sind, Methode 3 einsetzen. Lassen Sie Ihre Intuition entscheiden, wie Sie vorgehen wollen.

5. Programm: „Geistig-seelische Medizin"
– Zusammenfassung

Für diese Art der Medizin ist es notwendig, unser so sehr menschenzentriertes Weltbild zu verlassen und eine übergeordnete, in sich funktionierende Ordnung des Universums anzuerkennen. Dies fällt uns westlich orientierten Menschen relativ schwer. Sogenannte Naturvölker tun sich leichter damit. Gute Beispiele sind der Taoismus oder indianische Sichtweisen.

In der „Geistig-seelischen Medizin" bedeutet Diagnose, dass ich mich frage, was mir ein Symptom oder eine Krankheit sagen will. Therapie bedeutet demnach, die erhaltene Diagnoseinformation in eine neue Verhaltensweise umzusetzen. Dann ist das Symptom oder die Krankheit nicht mehr vonnöten.

„Geistig- seelische Medizin" beschäftigt sich vor allem mit den wirklichen Ursachen, die häufig in unserem Unterbewussten liegen. Ein brauchbares Bild hierfür stellt ein Eisberg dar, wo die Spitze das Bewusste symbolisiert, alles, was sich unter der Wasseroberfläche befindet, das Unterbewusste. An diesem Bild wird klar, dass gerade die sich tief unten befindliche Eisbergbasis, die schon sehr alt ist, die tragende Basis für all das ist, was ganz oben an der Spitze ins Bewusstsein rückt. Im Text werden verschiedene Beispiele erörtert, wie Eisbergspitze und Basis, wie Bewusstes und Unterbewusstes zusammenhängen.
In den Beispielen wird aufgezeigt, wie Lösungen im Bereich des Unterbewussten logischerweise zum Verschwinden der Symptome an der Eisbergspitze, im Bewussten, führen.

„Geistig-seelische Medizin" kann selbst praktiziert werden durch Befragung der Symptome oder durch Seelenschreiben nach Clemens Kuby, kann sehr effektiv auch durch Therapeuten in tranceähnlichen Sitzungen vermittelt werden.

12. KAPITEL

Fünf Gesundheitsprogramme:
Ich bin der Chef in meinem Körper;
Ich allein habe die Wahl

Jetzt haben Sie fünf spannende Fernsehprogramme oder, anders ausgedrückt, eine Auswahlmöglichkeit aus der Quantensuppe etwas näher kennen gelernt. Natürlich ist die Gliederung willkürlich. Natürlich gibt es noch viele, viele andere heilsame Inhaltstoffe unserer Quantensuppe. Die Programme 3-5 wurden von mir vor allem deswegen ausgesucht, weil sich hier viel Gelegenheit bot, eine andere Herangehensweise an medizinische Inhalte zu verdeutlichen. Es ergaben sich viele Möglichkeiten, an diesen Beispielen andere Denk- und Vorgehensweisen von verschiedenen Seiten immer wieder zu beleuchten. Im Kapitel über Zweifel (siehe Seite 99-105) lesen Sie, dass vor allem Beweise nötig sind, um diese Zweifel erfolgreich beiseiteschieben zu können. Und eben diese Programme 3-5 geben Ihnen viele, viele Beispiele, die Sie aus Ihrem eigenen Leben auch kennen; viele Beispiele, die für Sie überzeugend und plausibel sind, und damit können Sie die Inhalte der Programme 3-5 auch schon zur Beseitigung Ihrer Zweifel mit verwenden.

Weiterhin habe ich mich auf die beschriebenen fünf Programme mit ein paar Lokalsendern beschränkt, da diese fünf Programme sich im Alltag meiner täglichen Praxis extrem gut bewährt haben.

Und dann ganz ehrlich: Es funktioniert trotzdem nicht immer.

Was sind die Ursachen?
Eine Ursache könnte sein, dass Sie einfach ein falsches Programm gewählt haben, ein Programm, das nicht wirklich zu Ihnen passt, hinter dem Sie nicht stehen, ein Programm, worauf Sie lediglich ein wenig neugierig sind, ohne es wirklich zu akzeptieren.

Oder es könnte nicht funktionieren, weil Sie Zweifel haben. Zweifel sind das größte Hindernis (siehe hierzu Kapitel „Zweifel", Seite 99-105).

Beide Ursachen können beseitigt werden. Tun Sie es einfach! Wechseln Sie das Programm! Kümmern Sie sich um Ihre Zweifel!

Im Folgendem schauen wir uns verschiedene Beispiele an. Wir sehen uns an, wie welches Programm funktioniert. Diese Beispiele sollen es Ihnen erleichtern, in Zukunft möglichst treffsicher das geeignetste und zu Ihnen persönlich passendste Programm zu finden.

1. Beispiel: Rückenschmerzen

1. Programm „Mechanische Medizin":
Bei Rückenschmerzen würde man auf der mechanischen Therapieebene zunächst an Einrenken oder Krankengymnastik denken. Auch könnte es sein, dass der Chirurg auf den Plan gerufen wird, um eine Bandscheibe zu operieren.

2. Programm „Chemische Medizin":
Schmerzmittel und muskelentspannende Mittel würden verschrieben, um die Rückenschmerzen zu lindern.

3. Programm „Energiemedizin":
Hier könnte man hervorragend Magnetfeldtherapie einsetzen. Die dadurch stattfindende Mehrdurchblutung würde schmerzauslösende Entzündungsstoffe abtransportieren. Durch mehr Sauerstoff und Nährstoffe würde die Regeneration gefördert, mehr Energie im Akku würde aber auch bedeuten, dass Muskeln wieder loslassen können, sich wieder entspannen können. Genauso könnte der Akku aber auch mit Farblichttherapie gefüllt werden.
Auch Akupunktur wäre eine geeignete Therapiemaßnahme, um blockierte Energien wieder zum Fließen zu bringen.

4. Programm „Informationsmedizin":
Ein homöopathisches Mittel, vielleicht vorzugsweise ein so genanntes Konstitutionsmittel, was wirklich den ganzen Menschen gut berücksichtigt, könnte die Selbstregulationsmechanismen wieder so anschubsen, dass Verspannungen

und Schmerzen samt evtl. zugrunde liegender psychischer Ursachen wieder in Ordnung kommen.

Genauso könnte auch eine Mentaltechnik mit einer Reise in den Körper, dorthin, wo die Beschwerden in der jeweiligen Vorstellung des Patienten entstehen, helfen. Dort in Gedanken hingereist, könnte der Patient entsprechende Reparaturen und Verbesserungen anbringen. Er könnte zusätzlich Affirmationen sprechen. Auf der biochemischen Ebene würde durch diese Konzentrationsübung dort wiederum die Durchblutung zunehmen mit all den oben beschriebenen positiven Effekten.

5. Programm „Geistig-seelische Medizin":
Hier könnte man entweder durch selbständiges Nachfragen oder besser noch durch Nachfragen eines erfahrenen Therapeuten herausfinden, was die wirklichen Wurzeln des Schmerzes sind, was die Seele uns sagen möchte, was wir durch das Schmerzsignal lernen und verbessern können. Wenn wir diesen Punkt dann auflösen, kann das Symptom Schmerz verschwinden, es ist ja dann nicht mehr nötig. Auf dieser Ebene wäre also ein Blick in die unteren Teile des Eisberges zielführend (Eisbergmodell siehe Seite 176).

Das Schöne an der **Medizin, die jeden angeht,** ist, dass ein jeder wirklich sein eigenes Programm aussuchen kann. Kein militantes Gegeneinander, kein gegenseitiges Schlechtmachen. Gut ist genau das Programm, das vom jeweiligen Individuum als passend ausgewählt und dann auch mit Verstand, v.a. aber mit Gefühl, Herz und Seele verfolgt wird.

2. Beispiel: Die Blinddarmreizung

1. Programm „Mechanische Medizin":
Ein gefundenes Fressen für jeden Chirurgen: Der Blinddarm muss raus und kommt auch raus!

2. Programm „Chemische Medizin":
Der mehr konservativ orientierte Arzt würde mit entzündungshemmenden Medikamenten, vielleicht sogar mit einem Antibiotikum oder auch pflanzlichen und biologischen entzündungshemmenden Medikamenten versuchen die Reizung oder Entzündung einzudämmen und zu heilen.

3. Programm „Energiemedizin":
Der chinesische Akupunkturarzt würde natürlich als energetische Maßnahme auf Akupunktur setzen.

4. Programm „Informationsmedizin":
Der homöopathisch orientierte Arzt findet Globuli, die alle halbe Stunde oder Stunde angewendet selbst eine akute Entzündung durch Aktivierung der Selbstregulationsmechanismen den Körpers wieder in Ordnung bringen können.

5. Programm „Geistig-seelische Medizin":
Die Frage ist wiederum: Was will mir mein Körper sagen? Warum entzündet sich gerade im Bauch etwas? Was müsste ich anders oder besser machen?

3. Beispiel: Bluthochdruck

1. Programm „Mechanische Medizin":
Bei Bluthochdruck hat üblicherweise die mechanische Medizin nicht viel zu tun. Sollte eine kranke Niere Ursache des Bluthochdrucks sein oder eine Überfunktion der Schilddrüse, so könnten diese Organe natürlich chirurgisch entfernt werden; damit wäre unter Umständen der Bluthochdruck geheilt.

2. Programm „Chemische Medizin":
Dies ist unser typisches Blutdruckprogramm. Manche Patienten nehmen bis zu fünf verschiedene Blutdruckmittel, um diesen gewaltsam herunterzudrücken.

3. Programm „Energiemedizin":
Fehlregulationen des Blutdrucks entstehen dann, wenn die Energie in meiner Batterie nicht ausreicht, um eine vernünftige Blutdruckregulation sicherzustellen. Es ist so ähnlich wie mit den ferngesteuerten Autos meiner Kinder. Wenn die Batterie nicht mehr ganz voll ist, kann es passieren, dass die Lenkung nicht prompt anspricht und das Auto wieder einmal am Bordstein des Fußwegs zerschellt. Also könnten Akupunktur zur Optimierung des Energieflusses, aber auch Magnetfeld- und Lichttherapie zum Auffüllen des Akkus ihre Anwendung finden.

4. Programm „Informationsmedizin":
Entspannungstechniken sind ein hervorragendes Therapiemittel bei Bluthochdruck, wenn die richtigen Informationen dort vermittelt und verpackt werden. Ebenso gut können homöopathische Mittel eingesetzt werden, um dem Körper über die darin enthaltene Information wieder in die Lage zu versetzen, eine vernünftige Blutdruck-Selbstregulation durchzuführen.

5. Programm „Geistig-seelische Medizin":
Bluthochdruck bedeutet doch, dass mir etwas hohen Druck macht. Also wieder eine Reise in die Tiefen des Eisberges; eine Reise unter die Wasseroberfläche. Was macht mir wirklich Druck? Was sind die tatsächlichen Ursachen? Wie sehen die Lösungen aus, dass der Druck nachlässt, dass Lösung, Freiheit, Gelöstheit wieder Oberhand gewinnen und damit der Bluthochdruck verschwinden kann?

Fünf Gesundheitsprogramme – Zusammenfassung

Im Text wird anhand von drei Beispielen (Rückenschmerzen, Blinddarmreizung, Bluthochdruck) aufgezeigt, wie alle fünf Medizinprogramme zielführend sein können.

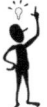 **Übungstipp:**

Vielleicht sehen Sie sich nochmals die Möglichkeiten der verschiedenen Programme an (siehe Seite 93-184), vielleicht sehen Sie sich auch nur nochmals die o.g. drei Beispiele an.
Schreiben Sie sich jetzt auf ein Blatt Papier einige Ihrer persönlichen Symptome oder Krankheiten, vielleicht auch einige Symptome der Krankheiten Ihrer Kinder oder Verwandten.
Spielen Sie dann schriftlich die Möglichkeiten der Programme 1-5 durch. Vielleicht haben Sie ja auch eine Vorliebe für spezielle Lokalsender wie Bioresonanz, Kinesiologie, Craniosacraltherapie oder andere, dann bauen Sie auch diese Lokalsender in die fünf Programme mit ein.

Mit dieser Übung lernen Sie mehr und mehr auf der Klaviatur der **Medizin, die jeden angeht,** zu spielen. Je öfter Sie dort Ihre Fingerübungen machen, umso geschickter werden Sie und umso schneller werden Sie in Zukunft das richtige und passende Programm für sich oder Ihre Kinder herausfinden.

Es funktioniert aber nur, wenn Sie es wirklich schriftlich tun!

13. KAPITEL

Placeboforschung

Die Placeboforschung liefert uns seit Jahren die wichtigsten Beweise, dass Materie und Chemie nicht die Dinge sind, die tatsächlich wirken. Die Placeboforschung liefert uns somit den größten Teil der Beweise und vor allem die wichtigsten Beweise, die im Kapitel über Zweifel (siehe Seite 99-105) als wichtige Basis für Veränderungen in unserem Bewusstsein und Denken beschrieben sind.

Bevor wir uns weiter theoretisch über Placeboforschung unterhalten, sollen einige Beispiele aufgeführt werden:

1. Im Juni 2010 veröffentlicht das konservative Deutsche Ärzteblatt eine Studie, wonach Menschen, die wegen Rückenschmerzen nur zum Schein am Rücken operiert wurden, sogar bessere Ergebnisse hatten als Menschen, die wegen Rückenbeschwerden tatsächlich am Rücken operiert worden waren.

2. Zahlreiche Experimente haben aufgezeigt, dass Tabletten ohne Inhaltsstoff genauso gut wirken wie die entsprechenden Tabletten mit Inhaltsstoff, wenn der Patient nur die Information hat, dass es sich um ein entsprechend potent wirkendes Mittel handelt. Beispiel: inhaltsleere Zuckertabletten verkauft als Kopfschmerztabletten wirken genauso gut wie Aspirin gegen Kopfschmerzen.

3. Es wurden sogar Experimente durchgeführt, wo Managern Aufputschmittel angepriesen wurden, um Projekte gut durchziehen zu können. Diese Aufputschmittel waren in Wirklichkeit starke Schlaftabletten. Dennoch wirkten sie bei 80% der Teilnehmer als hervorragendes Aufputschmittel.
Gegenteilige Versuche wurden ebenso durchgeführt, wo Medikamente als super neue Schlaftabletten angepriesen wurden, in Wirklichkeit aber Aufputschmittel enthielten. Dennoch wirkten die Medikamente bei ca. 80%

der Probanden als sehr gutes Schlafmittel (auch wenn Jahre zuvor andere Schlafmittel nicht genügend wirksam gewesen waren).

4. Ein weiteres sehr beeindruckendes operatives Experiment betrifft Meniskusoperationen. 40 Patienten mit einem Innenmeniskusschaden wurden operiert. Bei 20 davon wurde – wie üblich – der defekte Meniskus entfernt. Die anderen 20 wurden genauso narkotisiert. Es wurde jedoch lediglich ein Hautschnitt durchgeführt, ohne dass der defekte Meniskus entfernt worden wäre.
Vier Wochen nach der Operation zeigten wissenschaftliche Tests und Fragebögen sowie ärztliche Untersuchungen, dass die zum Schein operierten Patienten sogar etwas weniger Beschwerden und eine bessere Beweglichkeit in ihren Kniegelenken hatten, obwohl der defekte Meniskus belassen worden war.

All die oben genannten Beispiele zeigen doch Folgendes auf: Es kommt letztendlich auf die Information an. Die Information wirkt. Sehen Sie sich hierzu nochmals in Ruhe und ausführlich das Kapitel über die Wirkungen von Informationen und Gedanken an (siehe Seite 60, 140-165). Es hatte also die bloße Information, dass eine Operation durchgeführt wurde, ausgereicht, um eine Heilung zu erreichen. Oder im Bereich der chemischen Medizin hatte die bloße Information über die gute oder spezielle Wirksamkeit des Medikamentes ausgereicht, um genau diese Wirkung zu erzielen. Der zentrale Merksatz hierzu lautet:

Gedankenenergie/Information verändert Materie und Realität!

Wenn wir diese Sachverhalte und den oben genannten Merksatz also tatsächlich verinnerlichen würden, könnten wir uns Maßnahmen wie Operationen oder die Einnahme chemischer Mittel sparen. Es wirkt ja auch ohne Operation, ohne Wirkstoff. Wir könnten also alleine mit der Information arbeiten. Wir könnten alleine mit der entsprechenden Gedankenenergie arbeiten. Wir könnten die Zwischenstufe Operation, die Zwischenstufe oder das Vehikel Pilleneinnahme einfach überspringen. Dies könnte eine Menge Nebenwirkungen und Kosten sparen!

Placebos werden bereits seit einigen Jahrzehnten in allen sogenannten Doppel-Blind-Studien eingesetzt. Diese Studien sind die Basis unserer Leitlinien. In all diesen wissenschaftlichen Doppel-Blind-Studien hat sich gezeigt, dass in der Regel ca. mind. 20% der Patienten, die eben nicht einen Wirkstoff erhielten oder die nur eine Scheinakupunktur erhielten oder die nur zum Schein operiert wurden, ebenfalls mit Verbesserungen oder Heilungen auf diese Placebomaßnahmen angesprochen haben. Diesen Effekt hatte man die letzten Jahrzehnte erstaunlicherweise nicht beachtet. Warum hatte man ihn nicht beachtet? Wenn man sich die Auswirkungen tatsächlich überlegt hätte, wäre es sehr zweifelhaft geworden, ob man die operativen Maßnahmen durchführen oder die Medikamente einnehmen müsste. Dies hätte entsprechende finanzielle und wirtschaftliche Konsequenzen für das medizinische Establishment gehabt. Deswegen hatte man lieber nicht näher darüber nachgedacht.

Nun scheint selbst hier im konservativen Medizinerlager sich Bahnbrechendes zu tun. Gerade jetzt, wo ich mit dem Schreiben dieses Buches beschäftigt bin, veröffentlicht die Deutsche Ärztekammer eine „Stellungnahme des Wissenschaftlichen Beirats der Bundesärztekammer – Placebo in der Medizin" im Deutschen Ärzteblatt. Diese Stellungnahme wird in Kürze sogar in Buchform erscheinen. Der zusammenfassende Inhalt ist:

Das Bewusstsein in der Ärzteschaft muss geschärft werden dafür, dass der Placeboeffekt bei jeder Behandlung, auch bei einer Standardtherapie, auftritt, und zwar in unterschiedlicher Ausprägung und abhängig von der Qualität der Arzt- Patientenbeziehung. Deshalb wird empfohlen, Ärztinnen und Ärzten bereits in der Ausbildung so wie in der Weiter- und Fortbildung tiefgreifende Kenntnisse der Placeboforschung zu vermitteln, um erwünschte Arzneimittelwirkungen zu maximieren, unerwünschte Wirkungen von Medikamenten zu verringern und die finanziellen Ressourcen unseres Gesundheitswesens möglichst effizient einzusetzen." Soweit der zusammenfassende Originaltext!

Deutsches Ärzteblatt Jg. 107 Heft 28-29, 19. Juli. 2010

Hier finden Sie also auch den wichtigen Hinweis, welche Rolle die ärztliche Kommunikation hinsichtlich des Themas Information spielt (siehe hierzu meine Ausführungen Seite 143-154).

Dies alles kann einen für die Zukunft doch hoffnungsvoll stimmen!

Placeboforschung beweist:
dass Informationen,
dass Gedankenenergie,
dass mein persönlich ausgewähltes Programm/ Paralleluniversum,
dass das Wirken stärker sind
als rein materielles und chemisches Vorgehen.

Placeboforschung – Zusammenfassung

Die Placeboforschung zeigt uns im Rahmen unserer schulmedizinischen Forschung am besten auf, dass das übergeordnete Prinzip der Informationen und Gedankenenergie große Bedeutung hat.

Gedankenenergie verändert Materie und Realität.

Wenn wir uns weiterentwickeln, können wir zukünftig möglicherweise auf mechanische und chemische Eingriffe verzichten und Probleme auch auf der informativen Ebene selbst lösen. Dies würde den Patienten zahlreiche Nebenwirkungen und Kosten ersparen.

Sehr hoffnungsvoll ist es, dass selbst im konservativen Lager der Bundesärztekammer inzwischen der Wert des Placebos und die Wichtigkeit einer guter Kommunikation mit den Ärzten für den Patienten erkannt wird, was in einem entsprechenden Buch und in einer Stellungnahme des Wissenschaftlichen Beirates der Bundesärztekammer sogar inzwischen schriftlich fixiert wurde.

14. KAPITEL

Gesellschaftliche Bewusstseinsänderung

Gratulation! Wenn Sie bis hierher gelesen haben, haben Sie bereits jetzt etwas zum Erfolg einer neuen Art von Medizin, einer **Medizin, die jeden angeht,** beigetragen, weil Sie durch intensive Beschäftigung mit dieser Materie zahlreiche Gedankenwellen zu diesem Thema in die Welt gesetzt haben. Besonders viele Gedankenwellen haben Sie dann in die Welt gesetzt, wenn Sie auch die verschiedenen Übungen durchgeführt und sich selbst ausführlich ergänzende Gedanken zu dieser Thematik gemacht haben. Diese Gedankenwellen sind unterwegs, diese Gedankenwellen schaffen ein kollektives Bewusstsein (C.G. Jung), diese Gedankenwellen schaffen ein morphogenetisches Feld – und zwar weltweit!

Je mehr Menschen sich auf die energetische, informative oder seelisch-geistige Medizinebene einlassen und dann konsequent ihre eigenen erfolgreichen Erfahrungen machen, umso mehr wird damit die Quantensuppe unseres Universums angereichert, desto mehr Menschen werden sich darauf einlassen und desto schneller wird sich diese Form der Medizin mehr und mehr durchsetzen.

Bitte erwarten Sie nicht, dass die zahlreichen Missstände, die von unseren Patienten seit Jahren beklagt werden und auch immer mehr Patienten dazu bringen, sich alternativen Methoden zuzuwenden, durch politische Regelungen verändert werden. Die aktuellen und doch recht gravierenden Missstände hatten wir auf den Seiten 26-41 dargestellt. Die Politik ist seit mehr als 20 Jahren nicht in der Lage, auch nur ein Medizinreförmchen durchzusetzen. Profitgier des größten Industriezweiges Deutschlands, nämlich der Pharmaindustrie, deren erfolgreiche Lobbyarbeit in politischen Gremien und der Machthunger unserer Politiker haben jeden auch noch so kleinen vernünftigen Ansatz einer Reform bisher erfolgreich und schnellstmöglich zunichte gemacht. Es ist im Gegenteil immer wieder zu beobachten, dass kleine Ansätze in die richtige Richtung aus o.g. Gründen schnell wieder zurückgeschraubt werden.

Ein riesiges Machtpotential haben aber Sie, die Kunden, die Patienten, die Klienten. Sie sind es allerdings nicht gewöhnt, dieses Machtpotential bewusst zu nutzen.

Ich möchte Ihnen ein Beispiel aus der Politik, aus unserer jüngsten Geschichte geben. Über 30 Jahre intensive politische Verhandlungen haben es nicht fertiggebracht, die unmenschliche Mauer zur DDR hin zu beseitigen. Ein kurzes Jahr Montagsdemonstrationen vieler tausend Menschen (morphogenetisches Feld, kollektives Bewusstsein) führten zu einem schnellen Erfolg, die Mauer fiel!

Genauso werden alte verkrustete Systeme des medizinischen Establishments schnell zusammenbrechen, wenn nur genügend Menschen zu diesem neuen morphogenetischen Feld beitragen. Also sprechen Sie mit möglichst vielen Menschen über dieses Thema! Empfehlen Sie dieses Buch weiter! Besuchen Sie entsprechende Seminare, bringen Sie Freunde und Bekannte zu diesen Seminaren mit! (Informationen unter www.medizin-die-jeden-angeht.de) Kümmern Sie sich um ein verändertes Verhalten und insbesondere eine veränderte Kommunikation mit Ihren Kindern (siehe hierzu Seite 145ff)!

Gesellschaftliche Bewusstseinsänderung – Zusammenfassung

Was ist gemeint? Ein Beispiel: Über dreißig Jahre intensive politische Verhandlungen konnten die Mauer zur DDR nicht zu Fall bringen. Ein großes morphogenetisches Feld durch ein Jahr lang dauernde Montagsdemonstrationen vieler tausend Menschen führte zu einem schnellen Erfolg. Die Mauer fiel.

Wollen wir also auch im Medizinbereich gesellschaftliche Bewusstseinsänderungen herbeiführen, so kommt es auf jeden von uns an. Jeder von uns, der sich damit beschäftigt, der darüber nachdenkt, der darüber diskutiert, der dieses Buch und Literatur aus dem Literaturverzeichnis im Anhang liest, trägt zu diesem Bewusstseinsfeld, zu diesem morphogenetischen Feld, zu einer gesellschaftlichen Bewusstseinsveränderung bei. Die Politik beweist seit Jahrzehnten, dass sie aus Machterhaltungsgründen lediglich ein Ausführungsinstrument der Lobbyisten der Pharmaindustrie ist. Deswegen haben das größte Machtpotenzial Sie, die Kunden, die Patienten, die Klienten!

15. KAPITEL

Politische und gesellschaftliche Zukunftsvisionen

Auch hier sind Sie in der Pflicht,
auch hier können Sie das morphogenetische Feld anreichern!

Wer spielt in dieser neuen Zukunft eine Rolle?
Zuallererst jeder für sich selbst bzw. alle Patienten, Klienten, Kunden im Gesundheitswesen zusammen.

Jeder übernimmt für sich selbst Verantwortung. Jeder entscheidet ganz individuell für sich, wie viel Macht er sich selbst bei der Lösung seiner gesundheitlichen Projekte gibt und wie viel Macht er Therapeuten oder Pharmaka oder anderen Hilfsmitteln gibt.
Daraus resultiert dann auch, wie die Gesundheitsdienstleistungen bezahlt werden. Wenn jeder für sich selbst Verantwortung übernimmt, würde eine staatliche Basisabsicherung als Pflichtabsicherung für die allergröbsten Katastrophen Pflicht sein. Darüber hinaus entscheidet jeder selbst, wie viel Geld er für Pharmaka und Therapeuten in einem verpflichtenden, monatlichen Sparbetrag für Gesundheit, quasi auf sein Gesundheitskonto anlegt.

Es ist leicht zu erkennen, dass diese Mischung aus gesundheitsorientierter und finanzieller Eigenverantwortung die Selbstmotivation und Selbstinitiative fördert. Damit werden auch die eigenen Fähigkeiten für Selbstregulation und Selbstheilung intensiv gefördert. Unter dem Strich werden die meisten feststellen, dass im Laufe ihres Lebens oder am Ende ihres Lebens eine ganze Menge Geld auf dem Gesundheitskonto sogar übrig geblieben ist. Früher war dieses Geld in den dunklen Kanälen der Krankenkassen versickert, oft ohne dass man selbst davon je etwas verbraucht hätte.

Welche Rolle spielen die Heilberufler und Gesundheitsdienstleister in solch einer Zukunftsvision? Insbesondere sind die Ärzte keine Götter in Weiß mehr. Die Ärzte und Heilberufler sind Gesundheits-Dienstleister als gleichwertige Partner. Gleichwertige Partner machen keine Vorschriften, sondern Vorschläge zur Bewältigung von Gesundheitsaufgaben. Am Anfang des Buches erwähnte ich meine Begeisterung fürs Bergsteigen. Hier kann eine schöne Parallele gezogen werden. Gesundheitsdienstleister müssen sein wie Bergführer. Diese Bergführer können Wege aufzeigen. Den langen, flachen in vielen, vielen Serpentinen zum Gipfel führenden Forstweg. Dieser Weg ist kaum beschwerlich. Es dauert jedoch Ewigkeiten, bis man über die lange Strecke den Gipfel erreicht. Außerdem handelt es sich meist um langweilige Fortstraßen, wo man weder Tiere sehen kann noch Blumen. Der Bergführer kann auch einen anderen Weg aufzeigen. Den Weg, der relativ steil durch den Wald führt. Man erlebt förmlich, wie sich die Bäume am steilen Hang mit ihren Wurzeln festhaken. Es duftet nach Erde. Man findet Pilze, sieht spannende Moose und Flechten am Weg, auch die eine oder andere Akelei oder Orchidee an einem versteckten Platz und in den feuchteren Regionen einen behäbig dahinschreitenden Bergsalamander oder eine flink über den Weg huschende Ringelnatter. Ein spannender Weg, beschwerlicher, mühsamer, aber auch interessanter! Und dann ist da noch der Weg durch die Felswand. Senkrechte schwierige Felspartien werden sogar unterbrochen von Überhängen, die vom Kletterer das Letzte an Kraft, Ausdauer und Engagement fordern. Ein irrsinnig schwieriger Weg. Aber ein unbeschreibliches Gefühl, es geschafft zu haben und auf dem Weg der Direttissima den Gipfel erreicht zu haben. Der Bergführer ist wie unser moderner Gesundheitsdienstleister der, der den Weg aufzeigt. Der Klient (heute nennen wir ihn noch Patient) ist der, dem es alleine obliegt, sich für einen dieser Wege (für eines der Programme) zu entscheiden. Egal, welchen Weg der Klient wählt, der Bergführer wird ihm lediglich den Weg zeigen, Hinweise geben, ihn vielleicht vor gefährlichen Stellen warnen, ihm vielleicht Tipps geben, wo er sich am abweisenden Überhang doch noch festhalten kann. Der Bergführer wird nie für den Klienten der Tragesel sein, er wird ihn nie tragen, wird ihn auch nicht schieben oder am Seil nach oben ziehen. Es gilt das Prinzip der Eigenverantwortlichkeit, ein Prinzip, nach dem jeder nach seinen eigenen Kräften und Fähigkeiten den von ihm ausgewählten Weg mit bestmöglicher Beratung beschreitet. Diese neuen Gesundheitsdienstleister werden v.a. kommunikativ gut geschult sein, und es wird Spaß und Freude machen, mit ihnen unterwegs zu sein.

Stellen Sie sich nur einmal vor: Sie haben ein Gesundheitsproblem, müssen zum Arzt... und
Sie freuen sich darauf!

Auch die Politik wird mitwirken. Wahrscheinlich wird sie jedoch aufgrund ihrer machtbegierigen Strukturen hier eine passive Rolle spielen. Die Dinge werden sich ereignen, wie beim Mauerfall der DDR. Sie werden sich ereignen, weil die breite Masse dies so wünscht. Die Politik wird gezwungen sein, Wege zuzulassen weg von profitorientierten Aktiengesellschaften, wo Menschen und Gesundheit zur Ware degradiert werden, hin zu einer menschlichen Sorge füreinander. Auf dem politischen Weg dorthin haben Sie, die Patienten, Sie, die Klienten, mengenmäßig die größte Macht.

Das gesamte medizinische Establishment mit all seinen Lobbyisten wird durch solche Entwicklungen dann zu anderen Gangarten gezwungen sein. Statt neue Krankheiten zu erfinden, um die dazu passenden chemischen Substanzen vermarkten zu können, werden wir uns neue Gesundheiten schaffen.

Statt drei Minuten Apparate-Medizin werden wieder persönliche Sorgen, Ängste, Wünsche ernst- und wahrgenommen. Das Miteinandersprechen und -planen wird wieder in den Mittelpunkt ärztlicher Tätigkeiten rücken. Auch unsere menschlichen Sinne werden im medizinischen Alltag wieder Verwendung finden. Eine Be-hand-lung wird wieder zur alltäglichen ärztlichen Realität zählen. Statt politisch verordneter Leitlinien, die alle über einen Kamm scheren, wird die Individualität des Einzelnen wieder geachtet werden. Der ganze Mensch mit all seinen Wünschen, Sorgen und Ängsten wird behandelt und nicht Kosmetik an Befunden oder Laborwerten betrieben. Selbstständige Entscheidungsfreiheit der Klienten wird die Abhängigkeiten von Ärzten, Therapeuten und der Pharmaindustrie sowie all den dazugehörigen Lobbyisten ablösen.

Diese neuen Ziele erreichen wir aber nur, wenn alle gesellschaftlichen Institutionen hier mitwirken:
Deshalb spielen auch wir Eltern, Erzieher und Erziehungsberechtigten eine große Rolle: Wir werden mit unseren Kindern auf eine neue Weise kommunizieren müssen.
Diese neue Kommunikation wird auch in Kindergärten und Schulen gepflegt

werden. Es werden neue Schulfächer wie „Gesundheit", „Glücklichsein" oder „Vitalität und Lebensfreude" zur Selbstverständlichkeit werden.

Selbsterfahrungsgruppen, Seminare und Kurse werden diesen neuen Denkweisen eine breite Erfahrungsbasis in der Gesellschaft vermitteln.

Universitäten und Ausbildungskliniken für angehende Ärzte werden den Studenten und den jungen Ärzten die nötigen wissenschaftlichen Grundlagen und auch die erforderliche Offenheit für diese neuen Denk-, Kommunikations- und Umgangsweisen mit unseren Patienten vermitteln.

Nicht zuletzt werden Betriebe mit ihren Führungspersonen den hohen Wert von Gesundheit und damit verbundener Vitalität, Leistungsfähigkeit und Lebensfreude erkennen. Daher wird es zu selbstverständlichen Bestandteilen betrieblicher Aktivitäten, dass monatliche oder vierteljährliche Informations- und Ausbildungsangebote in den betrieblichen Alltag eingebaut werden. Die logische Konsequenz daraus wird sein, dass die Arbeitnehmer gesünder, leistungsfähiger und kreativer sein werden. Der geringe zeitliche Aufwand, den der Arbeitgeber hier zur Verfügung stellt, wird sich in geringeren Krankheitszeiten und höherer Produktivität bestens auszahlen.

Politische und gesellschaftliche Zukunftsvisionen – Zusammenfassung

Die Zukunftsvisionen können dann Realität werden, wenn möglichst viele Menschen sich mit dieser neuen, anderen Zukunft im Sinne einer **Medizin, die jeden angeht,** beschäftigen.

Die Finanzierung könnte evtl. so aussehen, dass nur Katastrophen durch einen Pflichtbasisbeitrag abgedeckt werden. Darüber hinaus entscheidet jeder selbst, welches Programm er üblicherweise für seine medizinische Versorgung wählt. Je nachdem, wie kostenintensiv dieses Programm ist, wird er einen monatlichen Pflichtbetrag auf sein „Gesundheits- Sparkonto" einzahlen. Was davon nicht verbraucht wird, verschwindet nicht in dunklen Kanälen von Krankenversicherungen, sondern steht am Lebensende in barer Münze zur Verfügung. Dies wäre ein Modell für wirkliche Eigenverantwortlichkeit mündiger Klienten.

Ärzte sind nicht mehr Götter in Weiß, sondern Dienstleister, die auf gleicher Augenhöhe ihren Klienten (Schützlingen, Ratsuchenden) Wege aufzeigen, um dann gemeinsame Entscheidungen für den Weg zur Heilung zu treffen.

Es werden endlich wirkliche Gesundheitsreformen möglich werden:

1. Menschen werden als Individuum betrachtet und nicht als Spekulationsware von profitorientierten Aktiengesellschaften.
2. Patienten werden zu Klienten und mit Freude Eigenverantwortung übernehmen.
3. Es werden keine neuen Krankheiten mehr erfunden, um chemische Substanzen vermarkten zu können.
4. Statt 3- Minuten- und Apparatemedizin wird wieder das Miteinandersprechen in den Mittelpunkt rücken. Sorgen, Ängste und Wünsche werden ernst genommen werden.
5. Be-hand-lung wird wieder Vorrang vor Apparatemedizin haben.
6. Es werden nicht Befunde und Laborwerte, sondern Menschen mit all ihren Lebensbereichen im Mittelpunkt der Diagnostik und Therapie stehen.

Die Veränderungen werden sich auf alle Institutionen des öffentlichen Lebens auswirken:

• Eltern, Erzieher und Lehrer werden eine neuartige Kommunikation mit den Kindern etablieren. An den Kindergärten und Schulen werden Fächer wie „Gesundheit", „Glücklichsein" oder „Vitalität und Lebensfreude" zur Selbstverständlichkeit.
• Es wird vermehrt im öffentlichen Leben Seminare, Kurse und Selbsterfahrungsgruppen geben, die sich nicht mehr mit Krankheit (wie bisher), sondern mit Gesundheit, Vitalität und Lebensfreude beschäftigen.
• In der universitären Ausbildung von Ärzten und in den Ausbildungskliniken werden den Studenten und jungen Ärzten die notwendigen wissenschaftlichen Grundlagen und die erforderliche Offenheit für neue Denkweisen vermittelt. Es wird Kommunikation diskutiert und gelehrt.
• Die längst vorliegenden Ergebnisse der Placeboforschung werden ernst genommen und in die Umsetzung einer neuen Medizin, einer **Medizin, die jeden angeht,** integriert.

Schlusswort

Ich wünsche Ihnen, liebe Leser, uns allen, der Gesellschaft, der Politik, dass Sie mit viel Engagement und Freude diese neue Medizinkultur, eine **Medizin, die jeden angeht,** umsetzen. Diskutieren Sie über die Inhalte des Buches! Empfehlen Sie das Buch weiter! Sprechen Sie mit den Erzieherinnen und Erziehern in den Kindergärten Ihrer Kinder darüber! Sprechen Sie Lehrer und Schuldirektoren darauf an! Diskutieren Sie mit Mitarbeitern und ihren betrieblichen Vorgesetzten darüber! Erörtern Sie die Gedanken und Ideen mit Ihrer Familie, mit Nachbarn und Freunden!

Empfehlen oder schenken Sie das Buch Ihrem Hausarzt!

Erkundigen Sie sich nach Seminar- und Vortragsterminen (s. Anhang Seite 206)

In diesem Sinne wünsche ich Ihnen viel Engagement, bestmögliche Vitalität, Lebensfreude und Gesundheit!

Literaturverzeichnis

Themen zur Medizin, die jeden angeht

Abend, Matt Galan, Sprechstunde mit dem inneren Arzt – Weck die Heilkräfte in Dir selbst, Verlag Via Nova, ISBN 978-3-86616-071-2

Bauer, Joachim, Prinzip Menschlichkeit – Warum wir von Natur aus kooperieren, Hoffmann & Campe Verlag, ISBN 978-3-455-50017-2

Bauer, Joachim, Warum ich fühle, was du fühlst- Intuitive Kommunikation und das Geheimnis der Spiegelneurone, Hoffmann & Campe Verlag, ISBN 3-455-09511-9

Becker, R.O., Prof. Dr. med., Selden Gary, Körper-Elektrizität, Elektromagnetismus und der Ursprung des Lebens, Harper Paperbacks, ISBN 978-0688069711

Birkenbihl, Vera, Quantenphysik, ein Hörprogramm, Gabal-Verlag, ISBN: 3-89749-277-6

Bischof, Marco, Biophotonen – Das Licht in unseren Zellen, Verlag Zweitausendeins, ISBN 978-3-86150-741-3

Braden, Gregg, Im Einklang mit der göttlichen Matrix – Wie wir mit allem verbunden sind, Koha-Verlag, ISBN 978-3-86728-0221-1

Coleman, Vernon, Bodypower- Das Geheimnis der Selbstheilungskräfte, Kopp-Verlag, ISBN 978-3-938516-22-5

Coleman, Vernon, Wie Sie Ihren Arzt davon abhalten, Sie umzubringen, Kopp-Verlag, ISBN 978-3-930219-99-5

Dahlke,Rüdiger, Krankheit als Sprache der Seele – Bedeutung und Chance der Krankheitsbilder, Goldmann-Verlag, ISBN 3-442-12756-4

Dahlke, Rüdiger, Die Schicksalsgesetze, Spielregeln fürs Leben, Resonanz, Polarität, Bewusstsein, Goldmann Arkana Verlag, ISBN 978-3-442-33856-6

Dr. Deepak, Chopra, Länger leben und jung bleiben, 2 Audiokassetten, Langemediaverlag, ISBN 3-928775-74-x

Dethlefsen, Thorwald und Dahlke, Rüdiger, Krankheit als Weg – Deutung und Be-Deutung der Krankheitsbilder, Goldmann-Taschenbuch, ISBN 3-442-16101-0

Marie-Luise von Franz, Psyche und Materie, Daimon Verlag, ISBN 3-85630-615-3

Grasser, Helmut, Am Anfang war das Licht (DVD)

Hanusch, Karl-Heinz, Magnetfeldtherapie, Jopp Oesch, ISBN 3-89698-102-1

Hawking, Stephen, Das Universum in der Nussschale, Hoffmann & Campe Verlag, ISBN 3-455-09345-0

Kuby, Clemens, Heilung – Das Wunder in uns. Selbstheilungsprozesse entdecken, Kösel-Verlag, ISBN 978-3-466-34485-7

Kuby, Clemens, Unterwegs in die nächste Dimension – Meine Reise zu Heilern und Schamanen, Goldmann-Arkana-Verlag, ISBN 978-3-442-21836-3

Lipton, Bruce H., Intelligente Zellen – Wie Erfahrungen unsere Gene steuern, Koha-Verlag, ISBN 978-3-936862-88-1

Niederführ, Giesbert, Heilen statt reparieren, Karl Heinrich Bock- Verlag, ISBN 978-386796-013-7

PM-Magazin Mai 2007, Am Anfang war der Quantengeist, Seite 39ff

Dr. med. Freiherr von Rosen, Jürgen, Naturheilkunde für jeden, Via Nova Verlag, ISBN 978-3-86616-166-5

Warnke, Ulrich, Risiko Wohlstandsleiden, Popular Academic-Verlag, ISBN 3-92-9929-02-3

Warnke, Ulrich, Die geheime Macht der Psyche- Quantenphilosophie, Popular Academic-Verlag, ISBN 3-92-99-29-06-6

Warnke, Ulrich, Gehirnmagie – Der Zauber unserer Gefühlswelt, Popular Academic-Verlag, ISBN 3-92-9929-05-8

Warnke, Ulrich, Diesseits und Jenseits der Raum-Zeit- Netze, (Ein neuer Weg in der Medizin, der Mensch als Teil des Universums), Popular Academic Verlag, ISBN 3-929929-10-4

Werner, Michael, Stöckli, Thomas, Leben durch Lichtnahrung, Der Erfahrungsbericht eines Wissenschaftlers, AT-Verlag, ISBN 978-3038002291

www.bleep.de

Stellungnahme des Wissenschaftlichen Beirates der Bundesärztekammer „Placebo in der Medizin", Deutsches Ärzteblatt, Jahrgang 10, Heft 28-29, 19.07.2010

Professor Dr. Robert Jütte, Vorstand des wissenschaftlichen Beirats der Bundesärztekammer Interview:„Die Arzt- Patienten- Interaktion ist ganz zentral", Deutsches Ärzteblatt Jahrgang 107, Heft 28-29, 19.07.2010, Langfassung www.aerzteblatt.de/101388

Kritisches zur aktuellen Medizinlandschaft

PD Dr. med. Jakob Bösch, Spirituelles Heilen und Schulmedizin, AT-Verlag, ISBN 978-3-03800-281-9

Fintelmann, Volker, Quo vadis, Mayer-Verlag, ISBN 3-932386-28-0

Guzek, Gay, Patient in Deutschland, Verraten und verkauft, Humboldt, ISBN 978-3-89994-227-9

Allgemeine zum Thema passende Literatur

Grün, Anselm, 50 Rituale für das Leben, Herder-Verlag, ISBN 978-3-451-29853-1

Broers, Dieter, Revolution 2012- Warum die Menschheit vor einem Evolutionssprung steht, Scorpio-Verlag, ISBN 978-3-9812442-1-2

Coelho Paulo, Der Alchimist, Diogenesverlag I, SBN 3-257-06126-9

Dahlke, Rüdiger, Die Psychologie des Geldes – Erfolgreich und glücklicher mit Hilfe der Lebensgesetze, Nymphenburger-Verlag, ISBN 978-3-485-01147-1

Dahlke, Rüdiger, Die Schicksalsgesetze, Spielregeln fürs Leben, Resonanz Polarität Bewusstsein, Arkana Verlag, ISBN 978-3-442-33856-6

Egli, F. und R., Illusion oder Realität, die praktische Umsetzung des Lola- Prinzips, Editions d´old, ISBN 3-905586-06-1

Emoto Masaru, Die Botschaft des Wassers, Band I, Koha Verlag, ISBN 3-929512-21-1

Ferriss, Timothy, Die 4-Stunden-Woche, Mehr Zeit, Mehr Geld, Mehr Leben, Econ, ISBN 978-3-430-20051-6

Hesse, Hermann, Narziß und Goldmund

Hesse, Hermann, Die Kunst des Müßiggangs, ISBN 3-518-06600-5

Kreppold, Guido, Die Seele entdecken (Seelische Gesundheit und der Rhythmus des Jahres), Toppusverlag, ISBN 3-7867-8311-x

Kreppold, Guido, Esoterik Die vergessene Herausforderung, 4-Türme-Verlag Münster/ Schwarzach, ISBN 3-87868-629-3

Morgen, Marlo, Traumfänger, Goldmann-Verlag, ISBN 978-3-442-43740-5

Ruschinski, Ina, Seelenwege – Die magische Reise einer Frau zu sich selbst, Schirner Verlag

Schäfer, Bodo, Mentale Alchemie- Audio Seminar mit 5 Cd´s, ISBN 978-3-936135-38-1

Terzani, Tiziano, Noch eine Runde auf dem Karussell vom Leben und Sterben, Hoffmann & Campe Verlag, ISBN 978-3-455-07681-3

Terzani, Tiziano, Das Ende ist mein Anfang, Spiegel Buchverlag, ISBN 978-3-421-04292-7

Anhang

Seminar- und Vortragsangebote, damit Sie die „Medizin, die jeden angeht" tatsächlich umsetzten und leben können:

- Kommunikations-Seminar für angehende Ärzte und Medizinstudenten
- Kommunikation- Seminar für Eltern, Großeltern, alle die mit Erziehung zu tun haben.
- Intensivseminare
- Autorenlesungen
- Wochenendseminare

Aktuelle Infos unter www.medizin-die-jeden-angeht.de.
Individuelle Terminanfragen: dr.harslem@t-online.de

Weitere Bücher aus dem Verlag Via Nova:

Revolution in der Krebstherapie
Zellen neu programmieren
Vorwort von Prof. Dr. Ervin Laszlo
Dr. Pier Mario Biava

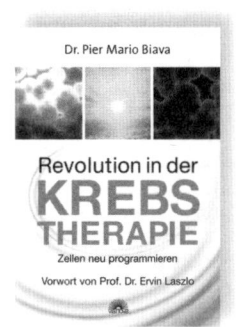

Paperback, 224 Seiten, ISBN 978-3-86616-186-3

Dr. Biava vertritt in seinem bahnbrechenden Buch die Auffassung, dass bei Krebs nicht die Krankheit selbst das Problem ist, sondern unser Umgang mit ihr und mit dem erkrankten Körper. Er hat festgestellt, dass Krebszellen nicht unbedingt zerstört werden müssen, sondern neu programmiert werden können, um wieder normal zu funktionieren. In diesem Prozess wird Information, die Stammzellen während des embryonalen Wachstums im Mutterleib erhalten, auf die Krebszellen im voll entwickelten Organismus übertragen, die auf diese Weise darauf „programmiert" werden, zu normalem und gesundem Wachstum zurückzukehren. In diesem packenden Buch liefert Dr. Biava überzeugende Argumente dafür, dass Krebs ein Nebenprodukt des Sinnmangels in der heutigen Gesellschaft ist und dass die Heilung von Krebs gleichbedeutend damit ist, wieder Sinn im Leben zu finden – ein Prozess, der zu einem tieferen Verständnis und einer tieferen Verbindung mit dem Leben führen kann.

Quantengeist und Heilung
Auf seine Körpersymptome hören und darauf antworten
Arnold Mindell

2. Auflage

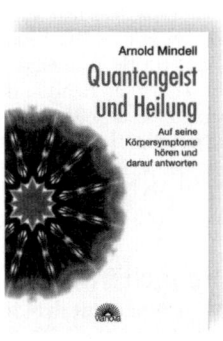

Paperback, 296 Seiten, ISBN 978-3-86616-036-1

Quantengeist und Heilung ist Arnold Mindells neues Modell der Medizin, das auf den atemberaubenden Erkenntnissen der Pioniere der Quantenphysik beruht, welche die Landschaft unseres Glaubenssystems beinahe täglich neu gestalten. Mindell, der dort weitermacht, wo C. G. Jung aufhörte, hat sich als führender Experte im Gebrauch von Konzepten aus der Quantphysik zur Heilung von Geist und Psyche erwiesen. Das Buch geht weit über die Theorie hinaus und stellt einfache Techniken, Übungsanleitungen und präzise Erklärungen wesentlicher Konzepte zur Verfügung, die es jedem Einzelnen ermöglichen, die Wurzeln selbst von chronischen Symptomen und Krankheiten, emotionalen, krankmachenden Mustern freizulegen, zu verstehen und zu beseitigen. Arnold Mindell: „Quantenphysik, die auch Sie anwenden können. Allen Aktionen und Ereignissen im Universum liegt eine Kraft zugrunde. Jeder Mensch besitzt die Fähigkeit, diese anzuzapfen, mit ihr zu interagieren und sie zur Selbstheilung zu benutzen."

Durch Energieheilung zu neuem Leben
Atlas der Psychosomatischen Energetik
Dr. med. Reimar Banis

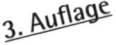 *3. Auflage*

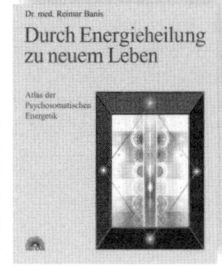

Hardcover, 408 Seiten, Großformat, vierfarbig, ISBN 978-3-936486-15-5

Jeder Mensch, der mehr über sich, seinen unbewussten Charakter erfahren möchte, kann von diesem Buch nur profitieren. Der Leser findet Informationen aus allen Kultur-Epochen und spirituellen Disziplinen über die Lebensenergie, die Chakras und deren herausragende Bedeutung für Gesundheit, Lebensfreude und Sinnfindung im Leben. Der Autor verbindet das naturwissenschaftliche Weltbild mit Erkenntnissen der modernen Energiemedizin und uralter spiritueller Erkenntnisse. Ein neues Weltbild wird sichtbar, in dem die seelische Evolution des Einzelmenschen den eigentlichen Schlüssel darstellt. Dr. Banis schildert ein neues, einfaches System der Energiemedizin, das er entdeckt hat, um Energieblockaden in kürzester Zeit zu erkennen und zu heilen – die Psychosomatische Energetik.

Heilung beginnt im Herzen
Die inneren Kräfte wecken,
um Körper und Seele zu heilen
Chuck Spezzano

2. Auflage

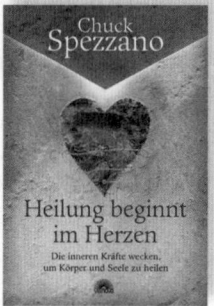

Hardcover, 240 Seiten, ISBN 978-3-86616-140-5

Das neue Buch des bekannten Lebenslehrers Dr. Chuck Spezzano gibt dem Leser grundlegende Prinzipien und Methoden an die Hand, um sich von allen Formen von Krankheit und Schmerz zu befreien. Es ergründet nicht nur die Wurzeln dessen, was Krankheiten und Schmerzen erzeugt, sondern zeigt darüber hinaus praktische Wege, wie man die dem eigenen Herzen und Geist innewohnende Kraft nutzen kann, um Krankheiten zu heilen und Schmerz aufzulösen.

Naturheilkunde für jeden
Ein Wegweiser für eine bessere Gesundheit
Dr. med. Jürgen Freiherr von Rosen

2. Auflage

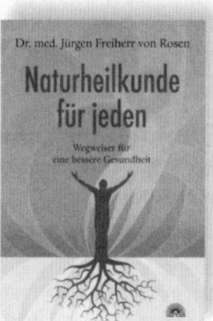

Hardcover, 128 Seiten, ISBN 978-3-86616-166-5

Ein praktischer und auch für den Laien gut verständlicher Leitfaden über die Vorteile und Anwendungsmöglichkeiten der Naturheilkunde mit vielen Tipps zur Gesundheitsvorsorge. Dem Thema Krebs ist ein eigenes Kapitel gewidmet. Im Register der häufigsten Krankheiten werden typische Symptome beschrieben und – soweit möglich – Empfehlungen für naturheilkundliche Therapien ausgesprochen. Das Buch zeigt auf, dass jeder ganz einfach Gesundheitsvorsorge betreiben kann - durch eine Lebensführung im Einklang mit der Natur. Ein aufschlussreicher Ratgeber für alle, die auf natürliche Weise gesund bleiben oder werden wollen!

Heilgebärden
Verbindung mit dem heilenden Feld durch Bewegung
und Meditation – Vorwort von Chuck Spezzano
Barbara Schenkbier

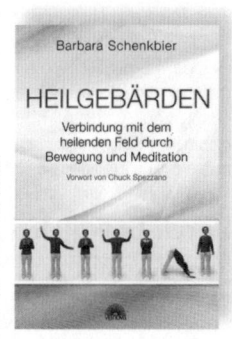

Hardcover, 160 Seiten, 42 mehrfarbige Fotos, ISBN 978-3-86616-175-7

Die Heilgebärden sind im Rahmen der Ausbildung für spirituelle Heilung inspirativ von der Autorin Barbara Schenkbier empfangen und ausgestaltet worden. Sie sind für jeden leicht durchzuführen. Achtsame Gebärden und Haltungen öffnen den Übenden für den Strom der Heilenergie aus dem heilenden Feld. Dynamische Bewegungen und Energiemassage aktivieren die Lebensenergie, so dass der Körper und die Feinstoffebenen durchströmt und geheilt werden. In der wachen Vergegenwärtigung der strömenden Heilkraft und in den Meditationen werden auch Geist und Seele angesprochen und wichtige spirituelle Grundhaltungen wie Achtsamkeit, Hingabe und Demut entfaltet.